Christiane Richter

Spritzenfrei Abnehmen
Wissenschaft und Praxis oraler Abnehmpräparate

bup

Christiane Richter
Spritzenfrei Abnehmen
Wissenschaft und Praxis oraler Abnehmpräparate

ISBN: 978-3-69035-915-3

Bestellnummer: 2041/25
Auch als eBook verfügbar
(978-3-69035-924-5)

Cover-Gestaltung: Kerstin Laube
Herstellung: Michaela Witt

© Bremen University Press, 2025.
Fahrenheitstr. 11
28359 Bremen
bup@bremenuniversitypress.com
www.bremenuniversitypress.com

Die Nutzung des Manuskripts im Ganzen oder in Teilen ohne vorherige schriftliche Zustimmung des Verlags ist nicht zulässig.

Dieses Buch wurde auf umweltfreundlichem Papier aus nachhaltiger Forstwirtschaft gedruckt, um Ressourcen zu schonen und die Umweltbelastung zu minimieren. Durch den Einsatz von Recyclingmaterialien und FSC-zertifiziertem Papier leisten wir einen Beitrag zum Schutz der Wälder und zur Reduzierung des ökologischen Fußabdrucks.

Christiane Richter

Spritzenfrei Abnehmen

Wissenschaft und Praxis oraler Abnehmpräparate

Disclaimer / Haftungsausschluss

Dieses Buch dient ausschließlich der allgemeinen Information und Weiterbildung. Es richtet sich an medizinisches Fachpersonal, beratende Berufe im Gesundheitswesen sowie an informierte Patient:innen. Die enthaltenen Inhalte wurden mit größtmöglicher Sorgfalt und auf Grundlage aktueller wissenschaftlicher Literatur erstellt. Dennoch kann keine Gewähr für die Vollständigkeit, Richtigkeit und Aktualität sämtlicher Angaben übernommen werden.

Dieses Buch ersetzt keine individuelle ärztliche Diagnose, Beratung oder Behandlung. Therapeutische Entscheidungen dürfen nicht allein auf Basis der hier dargestellten Informationen getroffen werden. Die Anwendung verschreibungspflichtiger Arzneimittel bedarf stets einer ärztlichen Verordnung unter Berücksichtigung individueller gesundheitlicher Voraussetzungen, möglicher Kontraindikationen und Wechselwirkungen.

Für Schäden oder Folgen, die direkt oder indirekt aus der Verwendung der Inhalte entstehen, wird keine Haftung übernommen. Ebenso wird keine Verantwortung für Inhalte externer Quellen, Studien oder Internetverweise übernommen.

Die Nennung von Produkt- oder Markennamen erfolgt ausschließlich zu illustrativen Zwecken und stellt keine Empfehlung, Werbung oder Bewertung dar. Alle Rechte verbleiben bei den jeweiligen Inhaber:innen.

Übersicht

	VORWORT	13
1	EINLEITUNG	15
2	GRUNDLAGEN DER ADIPOSITAS	21
3	THERAPIEOPTIONEN BEI ADIPOSITAS	29
4	SPRITZENANGST UND MEDIKAMENTENADHÄRENZ	37
5	ÜBERBLICK ÜBER ZUGELASSENE ORALE ABNEHMMEDIKAMENTE	46
6	DETAILANALYSE VERSCHREIBUNGSPFLICHTIGER ORALER ABNEHMMEDIKAMENTE	55
7	VERGLEICHENDE BEWERTUNG DER MEDIKAMENTE BEI SPRITZENVERMEIDUNG	64
8	PRAKTISCHE ANWENDUNG UND ÄRZTLICHE VERSCHREIBUNG	72
9	GESUNDHEITSÖKONOMISCHE UND REGULATORISCHE ASPEKTE	83
10	AUSBLICK UND ZUKÜNFTIGE ENTWICKLUNGEN	98
11	SCHLUSSWORT	106
12	ÜBERSICHT ZUGELASSENER ORALER ABNEHMMEDIKAMENTE	108
13	LITERATURVERZEICHNIS	110
14	STICHWORTVERZEICHNIS	112

Inhaltsverzeichnis

VORWORT 13

1 EINLEITUNG 15

    1.1   Hintergrund und Relevanz des Themas 15
    1.2   Zielsetzung des Buches 16
    1.3   Zielgruppen 18
    1.4   Methodik und Literaturgrundlage 19

2 GRUNDLAGEN DER ADIPOSITAS 21

    2.1   Definition und Klassifikation 21
    2.2   Epidemiologie der Adipositas 22
    2.3   Pathophysiologie 23
        2.3.1   *Neuroendokrine Steuerung* 24
        2.3.2   *Genetik und epigenetische Faktoren* 24
        2.3.3   *Energiehaushalt und Fettstoffwechsel* 25
    2.4   Psychosoziale und behaviorale Aspekte 25
        2.4.1   *Essverhalten und Impulskontrolle* 26
        2.4.2   *Soziale Determinanten* 26
        2.4.3   *Psychische Komorbiditäten* 26
    2.5   Folgeerkrankungen 27
        2.5.1   *Diabetes mellitus Typ 2* 27
        2.5.2   *Kardiovaskuläre Erkrankungen* 27
        2.5.3   *Gelenkerkrankungen und Atemstörungen* 28

3 THERAPIEOPTIONEN BEI ADIPOSITAS 29

    3.1   Lebensstilintervention 29
        3.1.1   *Ernährungsumstellung* 29
        3.1.2   *Bewegungsförderung* 30
        3.1.3   *Verhaltenstherapie* 30
    3.2   Pharmakotherapie 31

3.2.1	Wirkmechanismen der gängigen Substanzen	31
3.2.2	Indikationskriterien	32
3.2.3	Therapieziele und -grenzen	33
3.3	CHIRURGISCHE MAßNAHMEN	33
3.3.1	Operationsverfahren	33
3.3.2	Effektivität und Risiken	34
3.3.3	Postoperative Nachsorge	34
3.4	KOMBINATIONSANSÄTZE	35
3.4.1	Multimodale Therapieprogramme	35
3.4.2	Sequenzielle Strategien	36

4 SPRITZENANGST UND MEDIKAMENTENADHÄRENZ 37

4.1	DEFINITION UND PRÄVALENZ VON TRYPANOPHOBIE	37
4.2	PSYCHOLOGISCHE URSACHEN UND ERSCHEINUNGSFORMEN	38
4.2.1	Erlernte Angstreaktionen	38
4.2.2	Vermeidung und Kontrollverlust	38
4.2.3	Physiologische Reaktionen	39
4.3	AUSWIRKUNGEN AUF DIE MEDIZINISCHE VERSORGUNG UND ADHÄRENZ	39
4.3.1	Therapieabbrüche und Non-Adhärenz	40
4.3.2	Verzögerte Versorgung	40
4.4	DIAGNOSTISCHE ERFASSUNG	41
4.4.1	Anamnestische Verfahren	41
4.4.2	Psychometrische Instrumente	41
4.5	STRATEGIEN ZUR ÜBERWINDUNG DER SPRITZENVERMEIDUNG	42
4.5.1	Psychotherapeutische Interventionen	42
4.5.2	Verhaltensexperimente	43
4.5.3	Technische Alternativen	43
4.6	MEDIZINETHISCHE ASPEKTE DER THERAPIEWAHL	44
4.6.1	Autonomie und Nutzenabwägung	44
4.6.2	Gleichwertigkeit therapeutischer Optionen	44

5 ÜBERBLICK ÜBER ZUGELASSENE ORALE ABNEHMMEDIKAMENTE 46

- 5.1 KLASSIFIKATION DER ORALEN MEDIKAMENTE 46
  - 5.1.1 *Lipasehemmer* 46
  - 5.1.2 *Zentrale Appetitzügler* 47
  - 5.1.3 *Hormonmodulatoren (z. B. orale GLP-1-Analoga)* 47
- 5.2 PHARMAKODYNAMIK UND PHARMAKOKINETIK 48
  - 5.2.1 *Resorption und Wirkungseintritt* 48
  - 5.2.2 *Halbwertszeit und Metabolisierung* 49
- 5.3 VERGLEICH ORALER UND INJIZIERBARER MEDIKAMENTE 50
  - 5.3.1 *Wirksamkeit* 50
  - 5.3.2 *Akzeptanz* 51
  - 5.3.3 *Risiken und Kontraindikationen* 51
- 5.4 ZULASSUNGSKRITERIEN IN EU, USA, SCHWEIZ 51
  - 5.4.2 *Indikationsanforderungen* 52
- 5.5 REZEPTPFLICHTIGE UND REZEPTFREIE PRÄPARATE 53
  - 5.5.1 *Verfügbare Wirkstoffe* 53
  - 5.5.2 *Risiken der Selbstmedikation* 54

6 DETAILANALYSE VERSCHREIBUNGSPFLICHTIGER ORALER ABNEHMMEDIKAMENTE 55

- 6.1 ORLISTAT 55
  - 6.1.1 *Wirkmechanismus* 55
  - 6.1.2 *Wirksamkeit* 56
  - 6.1.3 *Nebenwirkungen* 56
  - 6.1.4 *Studienlage* 57
- 6.2 NALTREXON/BUPROPION (MYSIMBA) 58
  - 6.2.1 *Wirkmechanismus* 58
  - 6.2.2 *Indikation und Kontraindikationen* 59
  - 6.2.3 *Nebenwirkungsprofil und Patientencompliance* 60
  - 6.2.4 *Langzeiterfahrungen* 61
- 6.3 WEITERE SUBSTANZEN IN KLINISCHER ENTWICKLUNG 61
  - 6.3.1 *Orales Semaglutid* 61

6.3.2	Setmelanotid	62
6.3.3	Internationale Entwicklungen	63

7 VERGLEICHENDE BEWERTUNG DER MEDIKAMENTE BEI SPRITZENVERMEIDUNG 64

7.1	WIRKSAMKEIT	64
7.1.1	Kurzfristige Ergebnisse	64
7.1.2	Langzeiteffekte	65
7.2	SICHERHEITS- UND NEBENWIRKUNGSPROFIL	65
7.2.1	Verträglichkeit	66
7.2.2	Kontraindikationen	66
7.3	ANWENDUNGSFREUNDLICHKEIT	67
7.3.1	Einnahmehäufigkeit	67
7.3.2	Interaktionen mit Lebensstilfaktoren	68
7.4	ADHÄRENZ UND PERSISTENZ	69
7.4.1	Patientenzufriedenheit	69
7.4.2	Therapieabbrüche	69
7.5	LEBENSQUALITÄTSVERBESSERUNG	70
7.5.1	Psychosoziale Entlastung	70
7.5.2	Subjektives Wohlbefinden	71

8 PRAKTISCHE ANWENDUNG UND ÄRZTLICHE VERSCHREIBUNG 72

8.1	INDIKATIONSSTELLUNG	72
8.1.1	BMI-Schwellen	72
8.1.2	Komorbiditäten	73
8.2	DOSIERUNG UND EINNAHMESCHEMATA	74
8.2.1	Standarddosierungen	74
8.2.2	Titrationsmöglichkeiten	75
8.3	MONITORING UND VERLAUFSKONTROLLEN	75
8.3.1	Gewicht und Laborwerte	76
8.3.2	Nebenwirkungsüberwachung	76
8.4	KONTRAINDIKATIONEN	77
8.4.1	Absolute und relative Ausschlusskriterien	77

8.4.2	Arzneimittelinteraktionen	78
8.5	OFF-LABEL-ANWENDUNG	79
8.5.1	Rechtliche Grundlagen	79
8.5.2	Dokumentationspflicht	80
8.6	INTERDISZIPLINÄRE ZUSAMMENARBEIT	80
8.6.1	Rolle der Hausärztin/des Hausarztes	80
8.6.2	Ernährungsberatung und Psychotherapie	81

9 GESUNDHEITSÖKONOMISCHE UND REGULATORISCHE ASPEKTE 83

9.1	KOSTEN-NUTZEN-BEWERTUNG	83
9.1.1	Wirtschaftliche Evaluationen	83
9.1.2	Prävention versus Intervention	84
9.2	ERSTATTUNGSFÄHIGKEIT IN EUROPA	85
9.2.1	GKV-Leistungen	85
9.3	ERSTATTUNGSFÄHIGKEIT IN GROßBRITANNIEN	86
9.3.1	Grundprinzip: Verschreibung über den NHS	87
9.3.2	NICE-Empfehlungen und zugelassene Medikamente	87
9.3.3	Voraussetzungen für die Erstattung	88
9.3.4.	Regionale Unterschiede	89
9.4	ERSTATTUNGSFÄHIGKEIT IN DEN USA	90
9.4.1	Gesetzliche Krankenversicherung (Medicare, Medicaid)	90
9.4.2	Private Versicherungen (Commercial Insurance)	91
9.4.3	Veteranen- und Militärsysteme (VA, TRICARE)	92
9.4.4	Erstattete Medikamente (Stand 2025)	93
9.5	ARZNEIMITTELZULASSUNG	93
9.5.1	EU-Zulassungsverfahren	94
9.5.2	Risikobewertung	95
9.6	ROLLE DER PHARMAINDUSTRIE	95
9.6.1	Marktinteressen	96
9.6.2	Einfluss auf Therapiepraxis	96

10 AUSBLICK UND ZUKÜNFTIGE ENTWICKLUNGEN 98

10.1	TRENDS IN DER PHARMAKOTHERAPIE	98
10.1.1	*Wirkstoffinnovation*	*98*
10.1.2	*Kombinationstherapien*	*99*
10.2	NEUE ORALE GLP-1-ANALOGA	100
10.2.1	*Pharmakologische Potenziale*	*100*
10.2.2	*Studienlage*	*101*
10.3	DIGITALE TOOLS	102
10.3.1	*Apps zur Gewichtsregulation*	*102*
10.3.2	*Telemedizinische Begleitung*	*103*
10.4	PERSPEKTIVEN	104
10.4.1	*Personalisierte Adipositastherapie*	*104*
10.4.2	*Integration in Disease-Management-Programme*	*105*

11 SCHLUSSWORT 106

12 ÜBERSICHT ZUGELASSENER ORALER ABNEHMMEDIKAMENTE 108

13 LITERATURVERZEICHNIS 110

14 STICHWORTVERZEICHNIS 112

Hinweise:

- Dieses Buch ist modular aufgebaut, sodass jedes Kapitel auch eigenständig gelesen werden kann
- Bearbeitungsstand: April 2025

Der Verlag

Vorwort

Adipositas ist eine chronische Erkrankung mit tiefgreifenden Folgen für Gesundheit, Lebensqualität und gesellschaftliche Teilhabe. Millionen von Menschen weltweit kämpfen nicht nur mit Übergewicht, sondern auch mit der Last der Stigmatisierung, der Komplexität von Therapien und der oft unzureichenden medizinischen Unterstützung. In den letzten Jahren hat sich die Behandlung der Adipositas durch moderne Medikamente erheblich weiterentwickelt – insbesondere durch den Einsatz von hochwirksamen, aber meist injizierbaren Substanzen wie GLP-1-Rezeptoragonisten.

Doch was tun, wenn Betroffene Angst vor Spritzen haben? Wenn Trypanophobie – die Angst vor Injektionen – eine wirksame Therapie blockiert? Diese reale und häufig übersehene Barriere betrifft einen erheblichen Teil der Patient:innen, wird im medizinischen Alltag aber selten thematisiert oder gezielt berücksichtigt.

Dieses Buch widmet sich den **verschreibungspflichtigen oralen Abnehmpillen** als Alternative für Menschen mit Spritzenvermeidung. Es beleuchtet die medizinischen, psychologischen, pharmakologischen und regulatorischen Aspekte dieser speziellen Therapiewahl – und versteht sich als Brücke zwischen evidenzbasierter Medizin und individualisierter Versorgung.

Ziel ist es, Fachkreisen wie auch informierten Patient:innen eine differenzierte, kritische und zugleich praxisnahe Orientierung zu bieten. Denn gute Therapie beginnt mit Verständnis – und mit dem Willen, Menschen ernst zu nehmen, auch dann, wenn sie sich nicht spritzen lassen wollen.

1 Einleitung

1.1 Hintergrund und Relevanz des Themas

Adipositas, also starkes Übergewicht mit krankhaftem Charakter, zählt zu den drängendsten gesundheitlichen Herausforderungen des 21. Jahrhunderts. Die Weltgesundheitsorganisation (WHO) bezeichnet Adipositas als globale Epidemie. Laut aktuellen Erhebungen ist mittlerweile mehr als jeder zweite Erwachsene in Europa übergewichtig, etwa jeder sechste adipös. Auch in Deutschland, Österreich und der Schweiz steigen die Prävalenzraten seit Jahrzehnten kontinuierlich an. Die Folgen sind nicht nur individuell gesundheitsschädlich, sondern stellen auch das Gesundheitssystem vor enorme ökonomische und strukturelle Herausforderungen.

In diesem Kontext rückt die medikamentöse Behandlung der Adipositas zunehmend in den Fokus. Moderne Pharmakotherapie kann dabei helfen, das Körpergewicht signifikant zu senken, Begleiterkrankungen zu verbessern und die Lebensqualität der Betroffenen zu steigern – insbesondere bei Menschen, bei denen konservative Maßnahmen wie Ernährungsumstellung, Bewegung und Verhaltenstherapie allein nicht ausreichen.

Allerdings wird ein beträchtlicher Anteil der heutigen pharmakologischen Adipositastherapie über **subkutane Injektionen** verabreicht – insbesondere die hochwirksamen GLP-1-Rezeptoragonisten. Für viele Patientinnen und Patienten stellt dies eine erhebliche Hürde dar. Neben rein praktischen Schwierigkeiten mit der Anwendung gibt es eine bedeutende Gruppe von Menschen, die unter ausgeprägter **Spritzenangst (Trypanophobie)** leiden. Diese spezifische Phobie führt zu starker emotionaler Belastung und Vermeidungshaltung, wodurch Betroffene oftmals von effektiven Therapien ausgeschlossen bleiben.

Das Thema der **spritzenfreien, verschreibungspflichtigen medikamentösen Behandlung** von Adipositas gewinnt daher zunehmend an Bedeutung. Orale Medikamente – also solche in Tabletten- oder Kapselform – bieten eine niedrigschwellige, akzeptanzfördernde Alternative, insbesondere für Menschen mit Angst oder Abneigung gegenüber Injektionen. Diese Alternative bedarf einer systematischen wissenschaftlichen Betrachtung, da sich orale Medikamente in Wirkmechanismus, Wirksamkeit, Nebenwirkungsprofil und Anwendungspraxis teils erheblich von injizierbaren Substanzen unterscheiden.

1.2 Zielsetzung des Buches

Dieses Fachbuch hat das Ziel, eine umfassende, differenzierte und zugleich praxisrelevante Darstellung der **verschreibungspflichtigen oralen Abnehmpillen** für Patientinnen und Patienten mit Spritzenangst zu liefern.

Dabei sollen sowohl medizinisch-pharmakologische Aspekte als auch psychologische, regulatorische und gesundheitsökonomische Rahmenbedingungen berücksichtigt werden.

Zentrale Ziele sind:

- **Wissensvermittlung über orale Medikamente**, die zur Behandlung der Adipositas eingesetzt werden können – insbesondere im Vergleich zu injizierbaren Optionen.

- **Systematische Analyse der Bedürfnisse von Menschen mit Spritzenangst**, sowie deren Auswirkungen auf Therapieadhärenz, Versorgungsrealität und Therapieerfolg.

- **Darstellung konkreter medikamentöser Optionen** unter Berücksichtigung ihrer Wirkweise, Indikation, Kontraindikationen und Nebenwirkungen.

- **Einordnung der oralen Pharmakotherapie in das Gesamtkonzept der Adipositasbehandlung**, einschließlich Lebensstilintervention, psychologischer Begleitung und interdisziplinärer Kooperation.

- **Reflexion ethischer, ökonomischer und gesellschaftlicher Implikationen**, die mit der bevorzugten Anwendung oraler Medikamente bei spritzenvermeidenden Patient:innen verbunden sind.

Das Buch richtet sich sowohl an Fachkreise als auch an informierte Betroffene und soll zur besseren Entscheidungsfindung im Therapieprozess beitragen.

1.3 Zielgruppen

Die Inhalte dieses Werkes sind auf die Informationsbedürfnisse und Perspektiven mehrerer Zielgruppen zugeschnitten:

- **Patientinnen und Patienten** mit Adipositas und Spritzenangst finden hier eine verständlich aufbereitete Darstellung relevanter medikamentöser Optionen, die ohne Injektionen wirksam sein können. Das Buch hilft ihnen, informierte Entscheidungen zu treffen, Risiken besser abzuschätzen und sich gezielter im ärztlichen Gespräch einzubringen.
- **Ärztinnen und Ärzte**, insbesondere aus der Allgemeinmedizin, Inneren Medizin, Endokrinologie und Psychosomatik, erhalten einen systematischen Überblick über die Indikation und Anwendung verschreibungspflichtiger oraler Medikamente. Dabei stehen sowohl wissenschaftliche Evidenz als auch praxisnahe Empfehlungen im

Vordergrund, um individuelle Therapiewege auch unter Berücksichtigung einer Spritzenphobie zu gestalten.

- **Apothekerinnen und Apotheker** nehmen eine zentrale Rolle in der Information, Beratung und Sicherheit der Arzneimittelanwendung ein. Sie sind oftmals erste Anlaufstelle für Betroffene, insbesondere wenn es um rezeptfreie Alternativen, Wechselwirkungen und Einnahmemodalitäten geht. Dieses Buch bietet ihnen vertiefte Kenntnisse über die relevante Medikamentengruppe.
- **Gesundheitspolitische Entscheidungsträger** sowie Expert:innen der Versorgungsforschung profitieren von der hier dargestellten Analyse zur Bedeutung der Spritzenvermeidung im Kontext moderner Adipositastherapie. Fragen der Gerechtigkeit im Zugang zu medikamentöser Therapie, der Erstattungsfähigkeit und der Versorgungsgerechtigkeit rücken in den Fokus gesundheitspolitischer Diskussionen.

1.4 Methodik und Literaturgrundlage

Die Erstellung dieses Fachbuchs basiert auf einer systematischen Auswertung der aktuellen wissenschaftlichen Literatur, internationaler Leitlinien und praxisrelevanter klinischer Erfahrungen. Die verwendeten Quellen umfassen:

- **Metaanalysen und randomisierte kontrollierte Studien (RCTs)** zur Wirksamkeit und Sicherheit oraler Abnehmpillen

- **Leitlinienempfehlungen führender Fachgesellschaften,** wie der Deutschen Adipositas-Gesellschaft (DAG), der European Association for the Study of Obesity (EASO) und der American Diabetes Association (ADA)

- **Zulassungs- und Bewertungsdokumente** der European Medicines Agency (EMA), der US-amerikanischen FDA und nationaler Gesundheitsbehörden

- **Psychologische Fachliteratur** zu Angststörungen, Phobien und Adhärenzproblemen

- **Gesundheitsökonomische Studien** zur Kostenwirksamkeit und Erstattung von Adipositasmedikamenten

2 Grundlagen der Adipositas

2.1 Definition und Klassifikation

Adipositas ist definiert als eine über das Normalmaß hinausgehende Vermehrung des Körperfetts, die die Gesundheit beeinträchtigen kann. Zur quantitativen Einordnung wird international der **Body-Mass-Index (BMI)** verwendet, der sich aus dem Körpergewicht in Kilogramm geteilt durch die Körpergröße in Metern zum Quadrat ergibt (kg/m²). Die Weltgesundheitsorganisation (WHO) klassifiziert Adipositas wie folgt:

- BMI 25,0–29,9: Übergewicht (Präadipositas)
- BMI 30,0–34,9: Adipositas Grad I
- BMI 35,0–39,9: Adipositas Grad II
- BMI ≥ 40,0: Adipositas Grad III (auch „morbide Adipositas" genannt)

Diese Klassifikation stellt jedoch eine Näherung dar, da der BMI weder die Fettverteilung noch den Anteil von Muskelmasse berücksichtigt. Insbesondere bei sportlich aktiven Personen oder älteren Menschen kann der BMI irreführend sein.

Daher kommen zunehmend **ergänzende Messmethoden** zur Anwendung, z. B.:

- **Taillenumfang** (Hinweis auf viszerales Fett): erhöhtes Risiko bei >88 cm (Frauen) bzw. >102 cm (Männer)
- **Waist-to-Height-Ratio (WHtR):** Risikoschwelle bei >0,5
- **Körperfettanteil** durch bioelektrische Impedanzanalyse oder DEXA-Messung

Diese Methoden erlauben eine differenziertere Risikobewertung, insbesondere im Hinblick auf das metabolische Syndrom und kardiovaskuläre Komplikationen.

2.2 Epidemiologie der Adipositas

Die Prävalenz von Adipositas nimmt weltweit und kontinuierlich zu. Laut WHO hat sich die Zahl der adipösen Menschen seit 1975 nahezu verdreifacht. In Deutschland waren laut Robert Koch-Institut (RKI) im Jahr 2023 rund **53 % der Erwachsenen übergewichtig**, davon etwa **19 % adipös**. Die Zahlen sind bei Männern etwas höher als bei Frauen. Auch in Österreich und der Schweiz liegen die Raten im europäischen Durchschnitt oder darüber.

Besorgniserregend ist der Anstieg der Adipositas bereits im Kindes- und Jugendalter: In Deutschland gelten ca. **6 % der Kinder** als adipös – mit steigender Tendenz. Da übergewichtige Kinder ein hohes Risiko haben, auch als Erwachsene adipös zu bleiben, ergibt sich ein generationsübergreifendes Gesundheitsproblem.

Die Ursachen für diesen Trend sind komplex und multifaktoriell:

- Überkalorische Ernährung mit hoher Energiedichte
- Bewegungsmangel im Alltag (z. B. durch Bildschirmzeiten, Schulwege, Arbeitsweise)
- Psychosoziale Belastungen
- Niedrige Bildung und sozioökonomischer Status
- Umgebungsfaktoren („obesogene Umwelt")

Diese Faktoren wirken sich in Industrieländern besonders stark aus, zeigen jedoch auch in aufstrebenden Schwellenländern dramatische Entwicklungen.

2.3 Pathophysiologie

Adipositas entsteht, wenn die Energiezufuhr über einen längeren Zeitraum den Energieverbrauch übersteigt. Dieser scheinbar einfache Zusammenhang wird in der Realität durch **komplexe neuroendokrine und metabolische Steuermechanismen** modifiziert.

2.3.1 Neuroendokrine Steuerung

Das **Hypothalamus-Hirnstamm-System** reguliert Hunger, Sättigung und Energieverbrauch über ein Netzwerk hormoneller und neuronaler Signale. Wesentliche Botenstoffe sind:

- **Leptin**: Wird vom Fettgewebe ausgeschüttet, signalisiert Sättigung
- **Ghrelin**: Wird im Magen gebildet, stimuliert den Appetit
- **Insulin**: Reguliert Blutzucker und beeinflusst ebenfalls das Hungerzentrum
- **GLP-1 (Glucagon-like Peptide-1)**: Fördert Sättigungsgefühl und verzögert Magenentleerung

Störungen in diesem System, wie eine **Leptinresistenz**, können zur chronischen Überernährung führen, ohne dass ein angemessenes Sättigungsgefühl eintritt.

2.3.2 Genetik und epigenetische Faktoren

Genetische Prädispositionen spielen eine wichtige Rolle: Zwillingsstudien zeigen eine Erblichkeit der BMI-Werte von etwa 40–70 %. Polymorphismen in Genen, die den Energiehaushalt und das Appetitsystem beeinflussen (z. B. FTO-Gen), begünstigen die Entwicklung von

Adipositas. Auch **epigenetische Veränderungen** durch Ernährung, Stress oder Umweltgifte während Schwangerschaft und Kindheit können die spätere Fettstoffwechselregulation beeinflussen.

2.3.3 Energiehaushalt und Fettstoffwechsel

Adipöse Menschen weisen häufig eine **veränderte metabolische Effizienz** auf. Fettgewebe ist nicht nur passives Speichermedium, sondern ein endokrin aktives Organ. Es sezerniert Zytokine und Adipokine (z. B. Adiponektin, TNF-alpha), die systemische Entzündungsprozesse auslösen können. Dadurch entsteht eine **chronische subklinische Entzündung**, die zur Insulinresistenz, Atherosklerose und Leberverfettung beitragen kann.

2.4 Psychosoziale und behaviorale Aspekte

Die Entstehung und Aufrechterhaltung von Adipositas ist eng mit psychosozialen Einflüssen verknüpft. Emotionale Essmuster, Stressverarbeitung und soziale Rahmenbedingungen spielen eine zentrale Rolle.

2.4.1 Essverhalten und Impulskontrolle

Viele Betroffene entwickeln **dysfunktionale Essmuster**, wie emotionales Essen, Binge-Eating oder unkontrolliertes Snacken. Diese Verhaltensweisen sind häufig mit negativen Emotionen wie Frustration, Einsamkeit oder Langeweile verknüpft. Auch neurobiologische Mechanismen der **Belohnungsverarbeitung** (z. B. Dopamin-Freisetzung) sind beteiligt.

2.4.2 Soziale Determinanten

Adipositas tritt häufiger in sozial benachteiligten Gruppen auf. Bildungsgrad, Einkommen, Wohnumfeld und berufliche Belastung beeinflussen die Ernährungsauswahl und das Bewegungsverhalten erheblich. Die sogenannte „**soziale Gradiententheorie**" besagt, dass mit sinkendem sozioökonomischen Status die Wahrscheinlichkeit für Adipositas steigt.

2.4.3 Psychische Komorbiditäten

Adipöse Menschen leiden häufiger unter **depressiven Störungen, Angststörungen und geringem Selbstwertgefühl**. Die wechselseitige Verstärkung von Übergewicht und psychischer Belastung erschwert therapeutische Maßnahmen erheblich. Darüber hinaus führt Stigmatisierung zu sozialem Rückzug, Misstrauen gegenüber dem Gesundheitssystem und einer verzögerten Inanspruchnahme medizinischer Hilfe.

2.5 Folgeerkrankungen

Adipositas ist nicht nur ein ästhetisches oder gesellschaftliches Problem, sondern eine ernsthafte medizinische Erkrankung mit weitreichenden gesundheitlichen Konsequenzen.

2.5.1 Diabetes mellitus Typ 2

Adipositas ist der wichtigste Risikofaktor für Typ-2-Diabetes. Die chronische Überversorgung mit Nährstoffen und die damit verbundene Insulinresistenz führen zu einer dauerhaften Erhöhung des Blutzuckerspiegels. Ohne Intervention drohen diabetische Folgeerkrankungen wie Neuropathien, Nephropathien und Retinopathien.

2.5.2 Kardiovaskuläre Erkrankungen

Erhöhtes Körpergewicht korreliert stark mit **arterieller Hypertonie, Dyslipidämie und koronarer Herzkrankheit (KHK)**. Auch das Risiko für Schlaganfall und Herzinsuffizienz steigt. Entzündungsprozesse und endotheliale Dysfunktion gelten hier als zentrale pathogenetische Mechanismen.

2.5.3 Gelenkerkrankungen und Atemstörungen

Die mechanische Belastung durch das Übergewicht führt zu **Gelenkverschleiß (Arthrose)**, insbesondere in Hüfte und Knie. Zudem ist das Risiko für das **obstruktive Schlafapnoe-Syndrom** bei adipösen Menschen deutlich erhöht. Die nächtlichen Atemaussetzer führen zu Tagesmüdigkeit, Konzentrationsstörungen und kardiovaskulären Belastungen.

3 Therapieoptionen bei Adipositas

3.1 Lebensstilintervention

Die Lebensstilintervention bildet die **Basistherapie** jeder Adipositasbehandlung und zielt auf die nachhaltige Veränderung der Energieaufnahme und des Energieverbrauchs. Sie setzt sich aus drei zentralen Säulen zusammen: **Ernährung, körperliche Aktivität** und **Verhaltensmodifikation**. Leitlinien empfehlen bei allen Adipositasgraden zunächst einen konservativen Therapieansatz über mindestens 6–12 Monate, bevor pharmakologische oder chirurgische Optionen erwogen werden.

3.1.1 Ernährungsumstellung

Die Reduktion der täglichen Energiezufuhr steht im Zentrum. Studien zeigen, dass ein Kaloriendefizit von etwa **500–800 kcal pro Tag** zu einem mittelfristigen Gewichtsverlust von 5–10 % führen kann – ein Bereich, in dem bereits signifikante gesundheitsfördernde Effekte beobachtet werden.

Dabei existieren unterschiedliche Diätformen (Low-Carb, Low-Fat, Mittelmeerdiät, intermittierendes Fasten), die in ihrer Wirkung individuell variabel sind. Entscheidender als die Makronährstoffverteilung ist die **Adhärenz**, also die langfristige Umsetzbarkeit im Alltag.

Zusätzlich sollte auf die **Qualität der Ernährung** geachtet werden: ballaststoffreiche, pflanzenbasierte Kost mit geringem Anteil an hochverarbeiteten Lebensmitteln und Zuckergetränken zeigt in vielen Studien langfristige Vorteile.

3.1.2 Bewegungsförderung

Regelmäßige körperliche Aktivität unterstützt nicht nur den Kalorienverbrauch, sondern verbessert auch Stoffwechselparameter wie Blutfettwerte und Insulinsensitivität. Empfohlen werden mindestens **150 Minuten moderate Bewegung pro Woche**, idealerweise ergänzt durch Krafttraining zur Erhaltung der Muskelmasse.

Im Alltag adipöser Menschen bestehen oft körperliche Einschränkungen, etwa durch Gelenkprobleme oder Dyspnoe. Daher sollte das Bewegungsprogramm **individualisiert** werden – z. B. durch gelenkschonende Aktivitäten wie Schwimmen, Radfahren oder Wassergymnastik.

3.1.3 Verhaltenstherapie

Adipositas ist oft mit tief verwurzelten Verhaltensmustern verknüpft. Kognitive Verhaltenstherapie (KVT) zielt darauf ab, **Essverhalten, Selbstbeobachtung und emotionale Auslöser** zu erkennen und zu verändern.

Strategien umfassen Essprotokolle, Reizkontrolle, Problemlösetraining und Rückfallprophylaxe.

Psychologische Unterstützung fördert die Selbstwirksamkeit, was für die langfristige Gewichtsstabilisierung entscheidend ist. Gruppentherapien und strukturierte Programme (z. B. „Ich nehme ab" der DGE) haben sich als besonders wirksam erwiesen.

3.2 Pharmakotherapie

Wenn durch Lebensstilveränderungen kein ausreichender Gewichtsverlust erreicht wird – insbesondere bei Adipositas Grad II oder höher oder bei begleitenden Komorbiditäten – kann eine medikamentöse Behandlung indiziert sein. In Deutschland wird dies bei einem BMI ≥ 30 kg/m² oder ≥ 27 kg/m² mit Folgeerkrankungen empfohlen.

3.2.1 Wirkmechanismen der gängigen Substanzen

Medikamente zur Gewichtsreduktion greifen in verschiedene physiologische Prozesse ein:

- **Lipasehemmer (z. B. Orlistat)**: hemmen die Fettresorption im Darm

- **ZNS-wirksame Appetitzügler (z. B. Naltrexon/Bupropion)**: modulieren Belohnungssysteme im Gehirn

- **GLP-1-Analoga (z. B. Semaglutid)**: verstärken das Sättigungssignal und senken die Nahrungsaufnahme

Die Wirksamkeit hängt von der Substanzklasse, der Dosierung, der Therapiedauer und der Patientencompliance ab. Ein durchschnittlicher **zusätzlicher Gewichtsverlust von 5–15 %** ist mit modernen Substanzen erreichbar.

3.2.2 Indikationskriterien

Die Verordnung von Adipositasmedikamenten sollte **nach sorgfältiger Nutzen-Risiko-Abwägung** erfolgen. Entscheidende Kriterien sind:

- BMI-Wert und Schwere der Adipositas
- Vorliegen von Folgeerkrankungen
- Therapieversagen auf nichtmedikamentöse Maßnahmen
- Patientenwunsch und -motivation

Die Anwendung muss ärztlich überwacht und regelmäßig evaluiert werden.

3.2.3 Therapieziele und -grenzen

Ziel der medikamentösen Therapie ist nicht primär der Ideal-BMI, sondern die **klinisch bedeutsame Reduktion von Körpergewicht und Risikofaktoren**. Schon ein Gewichtsverlust von 5–10 % verbessert Blutdruck, Blutzucker und Lipidwerte signifikant.

Grenzen der Pharmakotherapie bestehen in Nebenwirkungen, Kosten, begrenzter Langzeitwirkung nach Absetzen und in der oft unzureichenden Erstattung durch Krankenkassen. Auch deshalb ist die Therapietreue bei vielen Substanzen ein kritischer Erfolgsfaktor.

3.3 Chirurgische Maßnahmen

Die **bariatrische Chirurgie** ist die derzeit effektivste Therapieform zur Gewichtsreduktion bei schwerer Adipositas. Sie kommt insbesondere bei einem BMI $\geq$ 40 kg/m² oder $\geq$ 35 kg/m² mit schweren Begleiterkrankungen infrage – nach Versagen konservativer Ansätze.

3.3.1 Operationsverfahren

Die häufigsten Verfahren sind:

- **Roux-en-Y-Magenbypass**: Umgehung des Magens und Duodenums

- **Sleeve-Gastrektomie**: Entfernung großer Teile des Magens
- **Omega-Loop-Bypass (Mini-Bypass)**
- **Magenband** (heute selten)

Diese Eingriffe reduzieren das Magenvolumen, verändern die Hormonantwort (z. B. GLP-1, Ghrelin) und verbessern die Insulinsensitivität.

3.3.2 Effektivität und Risiken

Gewichtsverluste von **25–35 % des Ausgangsgewichts** innerhalb von zwei Jahren sind möglich. Auch metabolische Verbesserungen (z. B. Remission von Typ-2-Diabetes) treten häufig auf.

Allerdings bestehen **Operationsrisiken** (z. B. Anastomoseninsuffizienz, Dumping-Syndrom) sowie **Langzeitfolgen**, etwa Vitaminmangel oder Reoperationsbedarf. Die Entscheidung bedarf einer interdisziplinären Beurteilung und umfassenden Aufklärung.

3.3.3 Postoperative Nachsorge

Nach einer bariatrischen Operation ist eine **lebenslange Nachsorge** notwendig. Dazu zählen:

- Ernährungsschulung

- Substitution von Mikronährstoffen
- Kontrolle von Gewicht und Laborwerten
- Psychologische Betreuung bei Anpassungsschwierigkeiten

Die Nachsorge verbessert die Langzeitprognose und reduziert Komplikationen.

3.4 Kombinationsansätze

Da Adipositas eine chronische, multifaktorielle Erkrankung ist, ist die alleinige Anwendung einer Therapiemaßnahme meist unzureichend. Eine integrative Herangehensweise, die verschiedene Maßnahmen kombiniert, zeigt die besten Langzeitergebnisse.

3.4.1 Multimodale Therapieprogramme

In strukturierten Programmen – oft unter ärztlicher oder klinischer Anleitung – werden Ernährung, Bewegung, Verhaltenstherapie und ggf. medikamentöse Behandlung miteinander kombiniert. Beispiele sind:

- **Adipositasschulungsprogramme**
- **Rehabilitationsmaßnahmen mit interdisziplinärem Ansatz**

- **Disease-Management-Programme (DMP)** bei Diabetes

Diese Programme fördern die Nachhaltigkeit der Gewichtsreduktion und unterstützen die Lebensstiländerung.

3.4.2 Sequenzielle Strategien

In manchen Fällen kann eine **sequenzielle Therapieplanung** sinnvoll sein. Zum Beispiel:

- Beginn mit Lebensstilintervention
- Bei unzureichendem Erfolg: Hinzunahme eines Medikaments
- Bei weiterer Therapieresistenz: Indikationsprüfung für Chirurgie

Auch eine **temporäre medikamentöse Unterstützung** zur Gewichtsreduktion vor einem geplanten chirurgischen Eingriff kann medizinisch sinnvoll sein („bridging").

4 Spritzenangst und Medikamentenadhärenz

4.1 Definition und Prävalenz von Trypanophobie

Die **Trypanophobie**, umgangssprachlich als Spritzenangst bezeichnet, gehört zu den spezifischen Phobien gemäß der Klassifikation psychischer Störungen (ICD-10: F40.2 / ICD-11: 6B03). Sie ist definiert als eine **intensive, irrationale Angst** vor medizinischen Injektionen oder dem Anblick von Nadeln. Diese Angst kann zu **Vermeidungsverhalten**, starken **körperlichen Symptomen** und erheblichen Einschränkungen in der medizinischen Versorgung führen.

Die Prävalenz liegt bei **10–20 % der Allgemeinbevölkerung**, wobei milde Formen deutlich häufiger auftreten. Besonders betroffen sind:

- Kinder und Jugendliche
- Menschen mit generalisierter Angststörung oder posttraumatischer Belastung
- Patient:innen mit früheren traumatischen medizinischen Erfahrungen
- Personen mit niedriger Schmerztoleranz oder ausgeprägter Ekelreaktion

Bei Erwachsenen zeigt sich häufig eine **vasovagale Reaktion**, also ein plötzlicher Blutdruck- und Pulsabfall mit Schwindel oder sogar Bewusstlosigkeit. Für viele Betroffene ist die Angst so stark, dass sie medizinisch indizierte Behandlungen – etwa Impfungen, Blutentnahmen oder eben auch **subkutane Injektionen von Medikamenten** – aus Furcht vollständig vermeiden.

4.2 Psychologische Ursachen und Erscheinungsformen

Die Ursachen von Trypanophobie sind **multifaktoriell**:

4.2.1 Erlernte Angstreaktionen

Ein häufiger Auslöser ist eine **konditionierte Reaktion** nach einem negativen Ereignis (z. B. schmerzhafte Blutentnahme in der Kindheit). Solche Erfahrungen prägen das Verhalten dauerhaft, besonders wenn sie in einem Kontext mangelnder Kontrolle oder Überforderung auftreten.

4.2.2 Vermeidung und Kontrollverlust

Ein zentrales Merkmal der Spritzenphobie ist das Gefühl des **Kontrollverlusts**. Die Vorstellung, einer schmerzhaften, invasiven Prozedur passiv ausgeliefert zu sein, erzeugt Angst. Dieses Empfinden wird durch medizinisches Umfeld, sterile Instrumente und körperliche Nähe oft noch verstärkt.

4.2.3 Physiologische Reaktionen

Zu den typischen körperlichen Symptomen gehören:

- Herzrasen, Zittern, Schweißausbrüche
- Übelkeit, Schwindel, Atemnot
- Vasovagale Synkope (plötzlicher Kreislaufkollaps)

Diese Symptome können bereits bei der bloßen Vorstellung oder der Beobachtung einer Injektion auftreten. In schweren Fällen handelt es sich um eine ausgeprägte Panikreaktion.

4.3 Auswirkungen auf die medizinische Versorgung und Adhärenz

Die Folgen der Spritzenangst sind **medizinisch hochrelevant** und reichen über das subjektive Leiden der Betroffenen hinaus:

4.3.1 Therapieabbrüche und Non-Adhärenz

Patient:innen mit Spritzenphobie neigen dazu, Therapien zu **verzögern, unregelmäßig durchzuführen oder vollständig abzubrechen**, selbst wenn der Nutzen klar belegt ist. Dies betrifft insbesondere chronische Erkrankungen, bei denen Medikamente wie Insulin, Antikoagulanzien oder eben GLP-1-Analoga regelmäßig gespritzt werden müssen.

Die **Adhärenz**, also die Therapietreue, ist in solchen Fällen deutlich reduziert. Studien belegen, dass bei injizierbaren Medikamenten wie Semaglutid oder Liraglutid die Abbruchrate aufgrund von Anwendungsunwilligkeit bei bis zu **30–40 %** liegen kann – selbst bei guter Wirksamkeit.

4.3.2 Verzögerte Versorgung

Die Angst vor Injektionen führt oft zu **Vermeidungsverhalten gegenüber Arztbesuchen** oder zu aktiver Ablehnung von empfohlenen Therapien. Dies kann zu einer **Verschlechterung des Krankheitsverlaufs**, einer **späten Diagnosestellung** oder einer **verzögerten Eskalation der Behandlung** führen.

4.4 Diagnostische Erfassung

Die Trypanophobie bleibt in der Praxis häufig unerkannt oder wird bagatellisiert. Eine **systematische Diagnostik** kann helfen, das Problem frühzeitig zu erkennen und therapeutisch anzugehen.

4.4.1 Anamnestische Verfahren

Ein einfaches, strukturiertes Gespräch kann Hinweise liefern, z. B.:

- „Hatten Sie in der Vergangenheit schlechte Erfahrungen mit Spritzen?"
- „Wie empfinden Sie die Vorstellung, sich regelmäßig ein Medikament zu injizieren?"
- „Gab es Situationen, in denen Sie wegen einer Spritze eine Therapie abgelehnt haben?"

Ein **offenes, empathisches Gesprächsklima** ist hierbei entscheidend, um Schamgefühle zu reduzieren und Vertrauen aufzubauen.

4.4.2 Psychometrische Instrumente

Zur systematischen Erfassung stehen validierte **Fragebögen** zur Verfügung, z. B.:

- **Injection Phobia Scale-Anxiety (IPS-Anxiety)**
- **Medical Fear Survey**
- **Needle Fear Scale (NFS)**

Diese Instrumente ermöglichen eine Quantifizierung der Angstausprägung und können zur Verlaufskontrolle oder Therapieevaluation herangezogen werden.

4.5 Strategien zur Überwindung der Spritzenvermeidung

Die Behandlung der Trypanophobie ist möglich, erfordert aber Geduld, Fachkompetenz und eine therapeutisch abgestimmte Vorgehensweise.

4.5.1 Psychotherapeutische Interventionen

Die wirksamste Methode ist die **kognitive Verhaltenstherapie (KVT)**. Sie umfasst:

- Konfrontationsübungen (Exposition)
- Kognitive Umstrukturierung (Abbau irrationaler Befürchtungen)
- Anwendung von Entspannungstechniken (z. B. progressive Muskelrelaxation)

Die Behandlung kann ambulant erfolgen und zeigt in Studien eine **erfolgreiche Reduktion der Angst in über 80 % der Fälle**, insbesondere bei frühzeitiger Intervention.

4.5.2 Verhaltensexperimente

In klinisch moderateren Fällen helfen gezielte Verhaltensexperimente oder **Desensibilisierungstrainings**, bei denen sich Patient:innen schrittweise an die Angstauslöser annähern – etwa durch das Halten einer Spritze, das Betrachten von Applikationsvideos oder das Nachstellen von Injektionen an Orangen.

4.5.3 Technische Alternativen

Einige **Injektionssysteme** (z. B. Autoinjektoren, Pen-Systeme mit verdeckter Nadel) sind so gestaltet, dass die Nadel visuell nicht sichtbar ist. Auch **Kühlung, Betäubungssprays oder vibrierende Schmerzblocker** können helfen, die Schmerzempfindung und damit die Angstreaktion zu reduzieren.

Allerdings ersetzen solche Maßnahmen **nicht** die Notwendigkeit, bei ausgeprägter Phobie eine zugrunde liegende Angststörung therapeutisch zu behandeln oder alternativ auf **nicht-invasive Medikamente** umzusteigen – wie es bei oralen Abnehmpräparaten der Fall ist.

4.6 Medizinethische Aspekte der Therapiewahl

Die Entscheidung über die geeignete Therapie bei Adipositas sollte nicht allein auf medizinischer Effizienz basieren, sondern stets unter Berücksichtigung ethischer Prinzipien erfolgen:

4.6.1 Autonomie und Nutzenabwägung

Patient:innen mit Trypanophobie haben das Recht, eine Therapieform abzulehnen, wenn sie als unzumutbar empfunden wird. Die ärztliche Aufgabe besteht darin, **angemessene Alternativen anzubieten**, Risiken transparent darzulegen und gemeinsam eine tragfähige Lösung zu finden.

Der Wechsel zu oralen Medikamenten kann in diesem Zusammenhang als **Kompromiss zwischen Wirksamkeit und Akzeptanz** sinnvoll und gerechtfertigt sein, auch wenn diese therapeutisch weniger potent erscheinen als injizierbare Optionen.

4.6.2 Gleichwertigkeit therapeutischer Optionen

Nicht jeder Patient profitiert im gleichen Maße von derselben Therapie. Das Prinzip der **Therapieindividualisierung** bedeutet auch, die **Spritzenangst als**

medizinisch relevante Einschränkung zu respektieren und in die Behandlungsplanung einzubeziehen.

Daher ist es ethisch geboten, verschreibungspflichtige orale Abnehmpillen nicht als „zweitbeste" Wahl zu behandeln, sondern als legitime Option für eine spezifische Patientengruppe mit hohem Behandlungsbedarf und besonderer Vulnerabilität.

5 Überblick über zugelassene orale Abnehmmedikamente

5.1 Klassifikation der oralen Medikamente

Orale Medikamente zur Behandlung der Adipositas lassen sich nach ihrem **Wirkmechanismus und Angriffspunkt im Körper** klassifizieren. Die Einteilung hilft dabei, die unterschiedlichen therapeutischen Wirkprinzipien besser zu verstehen und gezielt einzusetzen – insbesondere im Hinblick auf Patient:innen mit Spritzenvermeidung, für die ausschließlich oral verfügbare Substanzen infrage kommen.

Die wichtigsten Kategorien sind:

5.1.1 Lipasehemmer

Diese Medikamente setzen direkt im **Gastrointestinaltrakt** an, indem sie die Aufnahme von Nahrungsfetten blockieren. Der Hauptvertreter dieser Klasse ist **Orlistat**, das sowohl verschreibungspflichtig (120 mg) als auch in niedriger Dosierung rezeptfrei erhältlich ist (60 mg). Der Wirkstoff hemmt **gastrointestinale Lipasen**, die für die Spaltung und Resorption von Triglyzeriden notwendig sind. Etwa **30 % der aufgenommenen Fette** werden so unverdaut ausgeschieden.

5.1.2 Zentrale Appetitzügler

Diese Substanzen greifen in die **neuronale Steuerung von Hunger und Sättigung** ein, meist durch Beeinflussung monoaminerger Systeme (Dopamin, Noradrenalin, Serotonin). Das aktuell in Europa zugelassene Präparat in dieser Kategorie ist **Naltrexon/Bupropion (Mysimba®)**. Diese Kombination wirkt auf das zentrale Belohnungssystem und reduziert impulsives Essverhalten sowie das Craving nach kalorienreichen Lebensmitteln.

5.1.3 Hormonmodulatoren (z. B. orale GLP-1-Analoga)

Die Klasse der GLP-1-Rezeptoragonisten hat die Adipositastherapie revolutioniert. Bisher waren diese Wirkstoffe jedoch ausschließlich **parenteral (subkutan)** verfügbar. Mit der Einführung von **oralem Semaglutid** (in manchen Ländern zugelassen zur Diabetestherapie) eröffnet sich erstmals eine **nicht-invasive Option** dieser Klasse, wenngleich (Stand 2024) die Adipositas-Zulassung in Europa noch aussteht. Der Wirkstoff imitiert das körpereigene **Glucagon-like Peptid-1**, das im Darm freigesetzt wird und eine starke **Sättigung und verzögerte Magenentleerung** bewirkt.

Diese Klassifikation ist klinisch bedeutsam, da sie **unterschiedliche Angriffspunkte, Nebenwirkungen und Wirksamkeiten** reflektiert. Auch für die

Patient:innenkommunikation bietet sie eine hilfreiche Struktur, um Erwartungen und mögliche Risiken besser einzuordnen.

5.2 Pharmakodynamik und Pharmakokinetik

Die **Pharmakodynamik** beschreibt die Wirkweise der Substanz im Organismus, während die **Pharmakokinetik** den Weg des Medikaments durch den Körper – also Resorption, Verteilung, Metabolisierung und Ausscheidung – charakterisiert. Bei oralen Abnehmpillen sind diese Parameter besonders relevant, da sie das **Wirkprofil und die Anwendungsfreundlichkeit** entscheidend beeinflussen.

5.2.1 Resorption und Wirkungseintritt

- **Orlistat** wirkt lokal im Darm und wird kaum systemisch resorbiert. Der Wirkungseintritt erfolgt direkt bei fetthaltiger Nahrungsaufnahme.

- **Naltrexon/Bupropion** zeigt einen systemischen Effekt mit Wirkeintritt nach ca. **1–2 Wochen**. Beide Substanzen unterliegen einem **First-Pass-Effekt** in der Leber und weisen eine **hohe Plasmaeiweißbindung** auf.

- **Orales Semaglutid** (in Studien) wird über eine spezielle Trägertechnologie (SNAC) aufgenommen, da Peptide normalerweise im Magen-Darm-Trakt abgebaut werden. Die **Bioverfügbarkeit liegt unter 1 %**, ist jedoch für den therapeutischen Effekt ausreichend.

5.2.2 Halbwertszeit und Metabolisierung

- **Orlistat** hat eine kurze Halbwertszeit und wirkt ausschließlich lokal – eine systemische Kumulation ist nicht zu erwarten.

- **Bupropion** besitzt eine Halbwertszeit von etwa **14–21 Stunden**, Naltrexon ca. **4–13 Stunden**, wobei beide Substanzen **hepatisch metabolisiert** und teilweise renal ausgeschieden werden.

- **Orales Semaglutid** weist eine **lange Halbwertszeit von ca. 160 Stunden** auf, was eine einmal tägliche Einnahme ermöglicht, sofern die Nahrungseffekte berücksichtigt werden (Einnahme im Nüchternzustand, mind. 30 Minuten vor dem Frühstück).

Diese pharmakokinetischen Eigenschaften beeinflussen die **Anwendungsschemata, mögliche Nebenwirkungen und Interaktionen** mit anderen

Medikamenten, was bei der individuellen Therapieplanung von großer Bedeutung ist.

5.3 Vergleich oraler und injizierbarer Medikamente

In der aktuellen Adipositastherapie dominieren **injizierbare Medikamente**, insbesondere GLP-1-Analoga wie Liraglutid und Semaglutid. Dennoch gewinnen **orale Präparate** als niedrigschwellige Alternative an Bedeutung – insbesondere für Menschen mit Spritzenangst oder Injektionsvermeidung.

5.3.1 Wirksamkeit

- **Injizierbare GLP-1-Analoga** erreichen durchschnittliche Gewichtsverluste von bis zu **15–20 %** bei hoher Dosis (z. B. Semaglutid 2,4 mg/Woche).

- **Orale Präparate** wie Orlistat führen zu **3–5 %**, Naltrexon/Bupropion zu **5–9 %** Gewichtsverlust.

- Orales Semaglutid zeigt in Studien zur Diabetestherapie eine vergleichbare Wirksamkeit zur subkutanen Form, allerdings noch ohne zugelassene Indikation zur Gewichtsreduktion in Europa.

5.3.2 Akzeptanz

Orale Medikamente haben eine **höhere Akzeptanzrate** bei spritzenvermeidenden Patient:innen. Auch aus logistischen Gründen (kein Schulungsbedarf, keine Nadeln, keine Injektionsgeräte) gelten sie als **benutzerfreundlicher**.

5.3.3 Risiken und Kontraindikationen

- **Orlistat** kann gastrointestinale Nebenwirkungen (Steatorrhoe, Flatulenz) verursachen und ist bei **Malabsorptionssyndromen** kontraindiziert.

- **Naltrexon/Bupropion** ist bei **Epilepsie, Essstörungen und Bluthochdruck** kontraindiziert.

- GLP-1-Analoga (oral oder injizierbar) sind bei **Medullärem Schilddrüsenkarzinom oder pankreatischen Erkrankungen** mit Vorsicht zu verwenden.

5.4 Zulassungskriterien in EU, USA, Schweiz

Die Zulassung von Arzneimitteln zur Gewichtsreduktion erfolgt über nationale oder supranationale Behörden auf Basis umfangreicher klinischer Daten zu Sicherheit, Wirksamkeit und Nutzen-Risiko-Verhältnis.

5.4.1 Regulatorische Unterschiede

- In der **Europäischen Union (EU)** ist die **European Medicines Agency (EMA)** zuständig, in Deutschland das **Bundesinstitut für Arzneimittel und Medizinprodukte (BfArM)**.

- In den **USA** obliegt die Zulassung der **Food and Drug Administration (FDA)**.

- Die **Swissmedic** reguliert den Markt in der Schweiz.

Diese Behörden bewerten u. a. die Resultate aus Phase-III-Studien, Langzeitdaten, Nebenwirkungsprofile und Interaktionen.

5.4.2 Indikationsanforderungen

In der Regel gelten folgende **Zulassungskriterien** für Adipositasmedikamente:

- **BMI ≥ 30 kg/m²** oder

- **BMI ≥ 27 kg/m²** mit mindestens einer gewichtsbedingten **Begleiterkrankung**, wie Typ-2-Diabetes, Hypertonie oder Dyslipidämie.

Die Zulassung erfolgt häufig unter der Auflage eines **Risikomanagementplans**, inklusive Monitoring,

Fortbildungsmaßnahmen für Ärzt:innen und Langzeitbeobachtungen (Phase IV).

5.5 Rezeptpflichtige und rezeptfreie Präparate

Ein zentrales Unterscheidungskriterium im therapeutischen Alltag ist die **Verschreibungspflichtigkeit**. Diese beeinflusst sowohl die rechtliche Verantwortung als auch die Qualität der ärztlichen Begleitung und die Möglichkeiten der Kostenerstattung.

5.5.1 Verfügbare Wirkstoffe

- **Rezeptpflichtig**: Orlistat (120 mg), Naltrexon/Bupropion, orale GLP-1-Analoga (in Einzelfällen, je nach Land)

- **Rezeptfrei**: Orlistat in geringer Dosierung (60 mg), pflanzliche Präparate, Ballaststoffbinder, Appetitzügler auf Basis von Koffein oder grüner Tee-Extrakte

Rezeptfreie Präparate sind meist deutlich **weniger wirksam**, dafür aber **niedrig dosiert und ohne medizinische Begleitung** erhältlich.

5.5.2 Risiken der Selbstmedikation

Insbesondere rezeptfreie Mittel sind nicht immer unproblematisch:

- **Fehlgebrauch durch uninformierte Einnahme**
- **Unerkannte Wechselwirkungen mit bestehenden Medikamenten**
- **Fehlende ärztliche Kontrolle von Nebenwirkungen und Therapieeffekt**

Zudem besteht die Gefahr, dass Betroffene aufgrund unrealistischer Erwartungen enttäuscht werden und wirksame Optionen ablehnen. Auch **illegale oder gefälschte Präparate** aus dem Internet stellen ein wachsendes Risiko dar.

6 Detailanalyse verschreibungspflichtiger oraler Abnehmmedikamente

6.1 Orlistat

6.1.1 Wirkmechanismus

Orlistat ist ein selektiver und reversibler **Inhibitor gastrointestinaler Lipasen**. Das bedeutet, dass es die im Magen und Dünndarm vorhandenen Enzyme hemmt, die für die Spaltung von Nahrungsfetten notwendig sind. Normalerweise zerlegen Lipasen Triglyzeride in absorbierbare freie Fettsäuren und Monoglyceride. Orlistat bindet sich **kovalent an die aktive Serin-Stelle** der Lipase und verhindert so deren Wirkung. Infolge dieser Blockade werden etwa **25–30 % der aufgenommenen Nahrungsfette** nicht resorbiert, sondern **unverändert über den Stuhl ausgeschieden**.

Der Wirkstoff wird **kaum systemisch resorbiert**, wirkt also lokal im Darmtrakt. Dadurch ist das systemische Nebenwirkungsrisiko gering, was Orlistat besonders für Patient:innen attraktiv macht, die invasive Wirkstoffwirkungen vermeiden wollen.

6.1.2 Wirksamkeit

Die durchschnittliche **zusätzliche Gewichtsreduktion** unter Orlistat beträgt in kontrollierten Studien etwa **3–5 % des Körpergewichts** im Vergleich zu Placebo, vorausgesetzt, es wird mit einer kalorienreduzierten Ernährung kombiniert. Dieser Effekt kann klinisch relevant sein, insbesondere bei gleichzeitigem Vorliegen von **Hypercholesterinämie oder metabolischem Syndrom**.

Zusätzlich zur Gewichtsreduktion zeigt Orlistat **positive Effekte auf das Lipidprofil**:

- Senkung des Gesamtcholesterins und LDL-Cholesterins
- Leichte Verbesserung der postprandialen Glukosewerte
- Potenzielle Reduktion viszeraler Fettdepots

Der maximal beobachtbare Effekt tritt meist nach **6 bis 12 Monaten** ein, wobei bei Fortsetzung der Einnahme ein **Gewichtserhalt** besser gelingt als mit Placebo.

6.1.3 Nebenwirkungen

Die Nebenwirkungen von Orlistat sind überwiegend gastrointestinal bedingt und resultieren direkt aus dem Wirkprinzip:

- **Fettstühle (Steatorrhoe)**
- **Flatulenz mit öligen Ausscheidungen**
- **Dringlicher Stuhldrang** oder ungewollter Stuhlabgang
- **Bauchschmerzen, Übelkeit, Blähungen**

Diese Effekte treten vor allem bei fettreicher Ernährung auf und lassen sich durch **fettarme Kost** deutlich reduzieren. Die Nebenwirkungen sind häufig ein Grund für Therapieabbrüche. In der klinischen Praxis ist daher eine intensive **diätetische Schulung** parallel zur Einnahme notwendig.

Langfristig kann es bei unsachgemäßer Einnahme zu einer **Malabsorption fettlöslicher Vitamine (A, D, E, K)** kommen. Daher wird eine **zusätzliche Vitamin-Supplementierung** empfohlen, idealerweise im Abstand zur Orlistat-Einnahme.

6.1.4 Studienlage

Die Wirksamkeit und Sicherheit von Orlistat wurde in zahlreichen Studien nachgewiesen, u. a. in der **XENDOS-Studie**, einer der größten Langzeitstudien zur Adipositasmedikation. Hier zeigte sich:

- Eine signifikante Gewichtsabnahme im Vergleich zu Placebo

- Reduktion des Diabetesrisikos bei prädiabetischen Patient:innen

- Moderate Nebenwirkungsrate bei hoher Compliance

Ein kritischer Punkt bleibt die **hohe Abbruchrate** aufgrund der gastrointestinalen Nebenwirkungen. Dennoch bleibt Orlistat aufgrund seiner **oralen Verfügbarkeit, geringen systemischen Wirkung und breiten Zulassung** eine wichtige Option, besonders für Menschen mit Spritzenvermeidung.

6.2 Naltrexon/Bupropion (Mysimba)

6.2.1 Wirkmechanismus

Mysimba® ist eine Fixkombination aus zwei Wirkstoffen mit zentralnervösem Angriffspunkt:

- **Bupropion**: ein Noradrenalin- und Dopamin-Wiederaufnahmehemmer, ursprünglich als Antidepressivum und zur Rauchentwöhnung entwickelt

- **Naltrexon**: ein Opioidrezeptor-Antagonist, verwendet zur Rückfallprophylaxe bei Alkohol- und Opiatabhängigkeit

Die Kombination wirkt im **hypothalamischen Appetitzentrum** sowie im **mesolimbischen Belohnungssystem**, wodurch sowohl das Hungergefühl als auch das „emotionale Essen" moduliert werden. Naltrexon hemmt darüber hinaus die negative Rückkopplung des Proopiomelanocortin-(POMC)-Neuronsystems und potenziert so die appetithemmende Wirkung von Bupropion.

Die Wirkung zeigt sich in einer **verminderten Kalorienaufnahme**, nicht primär durch Veränderungen des Stoffwechsels oder der Fettverdauung, sondern durch eine **veränderte Wahrnehmung von Hunger, Sättigung und Belohnung**.

6.2.2 Indikation und Kontraindikationen

Zugelassen ist Mysimba bei:

- BMI ≥ 30 kg/m² oder
- BMI ≥ 27 kg/m² mit mindestens einer gewichtsassoziierten Begleiterkrankung

Kontraindikationen umfassen:

- **Unkontrollierte Hypertonie**
- **Epilepsie oder Krampfanfälle in der Anamnese**

- Essstörungen (z. B. Bulimia nervosa, Anorexia nervosa)
- Drogen- oder Alkoholabhängigkeit
- Gleichzeitige Einnahme von MAO-Hemmern

Besondere Vorsicht ist bei psychiatrischen Vorerkrankungen geboten, da Bupropion in seltenen Fällen **agitiert-verstärkende Wirkungen oder Suizidgedanken** auslösen kann.

6.2.3 Nebenwirkungsprofil und Patientencompliance

Zu den häufigsten Nebenwirkungen zählen:

- **Übelkeit (bis zu 30 %)**
- **Kopfschmerzen, Schwindel, Schlaflosigkeit**
- **Mundtrockenheit, Obstipation, Angstgefühl**

Die Nebenwirkungen treten vor allem in den ersten Wochen auf und lassen sich durch eine **stufenweise Dosistitration über vier Wochen** verringern. Dennoch führen sie bei bis zu **25 % der Patient:innen zu Therapieabbrüchen**.

Trotzdem berichten viele Anwender:innen über eine **deutlich spürbare Appetitreduktion** und verbessertes

Essverhalten – insbesondere im Hinblick auf emotionales oder stressbedingtes Essen.

6.2.4 Langzeiterfahrungen

Die **COR-Studienreihe (Contrave Obesity Research)** belegt eine mittlere **Gewichtsreduktion von 6–8 %** über 56 Wochen im Vergleich zu Placebo. Auch metabolische Verbesserungen wurden beobachtet, etwa in Bezug auf Triglyzeride, HDL-Cholesterin und Blutzuckerkontrolle.

Wichtig ist die **engmaschige ärztliche Betreuung**, insbesondere bei bestehender Medikation oder psychischen Vorerkrankungen. Die Kombinationstherapie hat Potenzial, erfordert aber **individuelle Auswahl und psychologische Begleitung**.

6.3   Weitere Substanzen in klinischer Entwicklung

6.3.1 Orales Semaglutid

Semaglutid ist ein **GLP-1-Rezeptoragonist**, der ursprünglich zur Behandlung des Typ-2-Diabetes entwickelt wurde. Die subkutane Form ist bereits zur Gewichtsreduktion zugelassen (z. B. Wegovy®). In oraler Form ist Semaglutid in vielen Ländern bereits für

Diabetiker:innen zugelassen (Rybelsus®), befindet sich aber noch in der **Zulassungsprüfung für Adipositas.**

Orales Semaglutid wird durch Kombination mit dem **Absorptionsverstärker SNAC (Sodium N-[8-(2-hydroxybenzoyl) amino] caprylate)** im Magen resorbiert, wodurch die **Peptidbarriere im Darm** überwunden wird. Die Bioverfügbarkeit ist zwar gering, aber therapeutisch wirksam.

In Studien wie **STEP 1 und PIONEER 4** konnte orales Semaglutid eine signifikante Gewichtsreduktion von **bis zu 10–12 %** erreichen – bei deutlich geringerer Patientenlast durch Injektionen. Häufige Nebenwirkungen sind **Übelkeit, Appetitlosigkeit und Magenbeschwerden**, die meist dosisabhängig auftreten.

Diese Substanz gilt als **zukunftsweisend für spritzenfreie Adipositastherapie**, insbesondere bei Menschen mit Trypanophobie oder geringer Injektionsakzeptanz.

6.3.2 Setmelanotid

Setmelanotid ist ein Melanocortin-4-Rezeptor-Agonist (MC4R-Agonist), der gezielt bei **monogenen Adipositasformen** eingesetzt wird, z. B. bei LEPR- oder POMC-Defekten. Zwar ist es derzeit **nur injizierbar** verfügbar, jedoch laufen **Forschungen zur oralen Verabreichung**, insbesondere im Bereich personalisierter

Medizin. Die Relevanz für spritzenvermeidende Patient:innen ist derzeit noch begrenzt, aber zukünftig denkbar.

6.3.3 Internationale Entwicklungen

In der klinischen Pipeline befinden sich weitere Wirkstoffe, etwa:

- **Amfepramon (Diethylpropion)** – zentraler Appetitzügler, in Europa nicht zugelassen
- **Tesofensine** – Serotonin-, Dopamin- und Noradrenalin-Wiederaufnahmehemmer
- **Bimagrumab** – monoklonaler Antikörper zur Muskel-Fett-Modulation (parenteral)

Die Entwicklung neuer oraler Optionen bleibt ein zentrales Ziel der Adipositasforschung – mit besonderem Fokus auf Kombinationen aus **Wirksamkeit, Sicherheit und Patient:innenakzeptanz.**

7 Vergleichende Bewertung der Medikamente bei Spritzenvermeidung

7.1 Wirksamkeit

Die zentrale Frage bei der Auswahl eines Adipositasmedikaments ist seine Fähigkeit, das Körpergewicht klinisch bedeutsam und möglichst dauerhaft zu reduzieren. Bei Menschen mit Spritzenvermeidung ist diese Frage besonders wichtig, da **parenterale Hochwirksamkeit** (z. B. durch GLP-1-Analoga) nicht infrage kommt. Der Fokus liegt hier auf **oral verfügbaren Wirkstoffen**, deren Effizienz im Kontext ihrer praktischen Anwendbarkeit zu bewerten ist.

7.1.1 Kurzfristige Ergebnisse

In klinischen Studien zeigen sich folgende durchschnittliche **Kurzzeiteffekte (über 12–24 Wochen)**:

- **Orlistat**: 2,5–4 % Gewichtsreduktion
- **Naltrexon/Bupropion**: 5–7 %
- **Orales Semaglutid** (in Studien, noch nicht EU-zugelassen für Adipositas): bis zu 10 %

Diese Effekte liegen deutlich unter den Ergebnissen injizierbarer GLP-1-Agonisten (12–15 %), zeigen jedoch bei adäquater Begleittherapie (z. B. Ernährung und Bewegung) eine **klare klinische Relevanz**.

7.1.2 Langzeiteffekte

Langzeitdaten über 1–2 Jahre belegen, dass orale Medikamente, sofern konsequent eingenommen, zur **Stabilisierung des Gewichtsverlusts** beitragen. Insbesondere **Naltrexon/Bupropion** zeigte in Studien eine anhaltende Gewichtsreduktion über 56 Wochen. **Orlistat** ist ebenfalls gut untersucht (XENDOS-Studie), allerdings ist die Abbruchrate aufgrund gastrointestinaler Nebenwirkungen relativ hoch.

Die **Langzeiteffizienz hängt stark von der Therapietreue und der Lebensstilumstellung ab** – beide Faktoren sind bei oralen Medikamenten oft besser als bei Injektionspräparaten, sofern Spritzenangst vorliegt.

7.2 Sicherheits- und Nebenwirkungsprofil

Die Sicherheit und Verträglichkeit sind essenzielle Kriterien bei der Bewertung von Medikamenten – besonders im Hinblick auf langfristige Anwendung bei chronischen Erkrankungen wie Adipositas.

7.2.1 Verträglichkeit

- **Orlistat**: gute systemische Verträglichkeit, da lokal wirksam; häufigste Nebenwirkungen: Steatorrhoe, Flatulenz, Dranginkontinenz bei fettreicher Ernährung

- **Naltrexon/Bupropion**: zentrale Nebenwirkungen (Übelkeit, Schlaflosigkeit, Unruhe), die durch langsame Dosistitration gemindert werden können

- **Orales Semaglutid** (aus Diabetesstudien): Übelkeit, Appetitverlust, Völlegefühl, dosisabhängig und meist transient

Bei oralen Präparaten ist die Gefahr schwerwiegender systemischer Nebenwirkungen insgesamt **geringer als bei komplexen Biologika**, allerdings sollte stets auf **Individuelle Vorerkrankungen und Begleitmedikation** geachtet werden.

7.2.2 Kontraindikationen

Jedes der beschriebenen Medikamente weist spezifische Ausschlusskriterien auf:

- **Orlistat**: Malabsorptionssyndrom, Cholestase, chronisch-entzündliche Darmerkrankungen

- **Naltrexon/Bupropion**: Krampfleiden, Hypertonie, Suchterkrankungen, Essstörungen
- **Orales Semaglutid**: bisher keine Adipositaszulassung, potenzielles Risiko bei Schilddrüsenneoplasien und Pankreatitis (analog zur injizierbaren Form)

Die **individuelle Risiko-Nutzen-Abwägung** ist entscheidend für die Auswahl des geeigneten Medikaments, besonders bei komorbiden Patient:innen.

7.3 Anwendungsfreundlichkeit

Ein entscheidender Vorteil oraler Präparate ist ihre **niedrige Zugangsschwelle und einfache Anwendung**, was für Menschen mit Spritzenvermeidung zentral ist.

7.3.1 Einnahmehäufigkeit

- **Orlistat**: 3× täglich zu fetthaltigen Mahlzeiten (hohe Einnahmefrequenz, aber mit klarer zeitlicher Logik)
- **Naltrexon/Bupropion**: schrittweise Titration bis zu 2× täglich, gute Integration in Alltag

- **Orales Semaglutid**: 1× täglich nüchtern, mind. 30 Minuten vor dem Frühstück (erhöhte Disziplin notwendig, aber geringe Frequenz)

Insgesamt sind orale Medikamente **weniger invasiv und psychisch belastend**, wodurch die Therapietreue verbessert werden kann – besonders bei Menschen mit Spritzenangst.

7.3.2 Interaktionen mit Lebensstilfaktoren

Die Einnahme ist bei allen Präparaten mit **diätetischen Empfehlungen** verbunden:

- Orlistat: fettarme Diät notwendig, sonst Nebenwirkungen

- Naltrexon/Bupropion: Alkoholreduktion empfohlen (Krampfanfallrisiko)

- Orales Semaglutid: nüchterne Einnahme erforderlich

Die **praktische Umsetzbarkeit** muss im Beratungsgespräch individuell geprüft werden. Gute Aufklärung verbessert die Langzeitadhärenz.

7.4 Adhärenz und Persistenz

Adhärenz (Einnahmetreue) und **Persistenz** (Dauer der Medikamenteneinnahme) sind bei chronischen Therapien entscheidende Faktoren für den Langzeiterfolg. Orale Medikamente bieten hier Vorteile gegenüber Injektionen – insbesondere bei Menschen mit Injektionsvermeidung.

7.4.1 Patientenzufriedenheit

Orale Medikamente erzielen häufig **höhere Zufriedenheitswerte** in Bezug auf Handhabung, Diskretion und Autonomie. Gerade Patient:innen mit Spritzenphobie berichten von einer **deutlich geringeren Therapielast** bei oraler Applikation. Auch das Stigma („sich selbst spritzen müssen") entfällt.

Die medikamentenbezogene **Selbstwirksamkeit** ist höher, wenn Patient:innen sich sicher fühlen und die Anwendung als kontrollierbar empfinden.

7.4.2 Therapieabbrüche

Trotz besserer Akzeptanz führen auch orale Präparate zu **Therapieabbrüchen,** meist wegen:

- Magen-Darm-Nebenwirkungen (Orlistat)

- ZNS-Effekten oder Unruhe (Naltrexon/Bupropion)
- Zu komplexen Einnahmevorschriften (orales Semaglutid)

Insgesamt liegt die **Abbruchquote bei oralen Abnehmmedikamenten zwischen 20–40 %**, was mit guter Aufklärung und engmaschiger Betreuung deutlich gesenkt werden kann.

7.5 Lebensqualitätsverbesserung

Die **Lebensqualität** adipöser Menschen ist häufig durch physische Beschwerden, psychische Belastungen und gesellschaftliche Stigmatisierung eingeschränkt. Medikamente, die ohne Injektionen auskommen, können neben ihrer medizinischen Wirkung auch zur **psychosozialen Entlastung** beitragen.

7.5.1 Psychosoziale Entlastung

Die Vermeidung regelmäßiger Injektionen reduziert:

- Angst und Anspannung vor der Anwendung
- Soziale Schamgefühle („Spritze am Arbeitsplatz")

- Gefühl der Abhängigkeit von medizinischer Technik

Patient:innen empfinden orale Medikamente oft als **weniger krankheitsassoziiert**, was zu einem positiveren Selbstbild beitragen kann.

7.5.2 Subjektives Wohlbefinden

Studien zeigen, dass auch **moderate Gewichtsverluste** (≥5 %) zu einer signifikanten Verbesserung von:

- **Körperwahrnehmung**
- **Selbstwertgefühl**
- **Depressiven Symptomen**
- **Sexualfunktion und Mobilität**

führen können. Die Akzeptanz und einfache Handhabung oraler Medikamente erhöhen die Wahrscheinlichkeit, dass Patient:innen **eine effektive Therapie überhaupt erst aufnehmen** – ein Aspekt, der in klassischen Wirksamkeitsstudien oft unterschätzt wird.

8 Praktische Anwendung und ärztliche Verschreibung

8.1 Indikationsstellung

Die Entscheidung, ob und welches Adipositasmedikament verordnet wird, basiert auf einer sorgfältigen ärztlichen **Indikationsstellung**, die medizinische Kriterien, psychologische Faktoren und individuelle Lebensumstände berücksichtigt. Bei Patient:innen mit Spritzenvermeidung rückt zusätzlich die **Anwendbarkeit oraler Medikamente** in den Fokus.

8.1.1 BMI-Schwellen

Die allgemeinen Richtlinien zur Pharmakotherapie bei Adipositas, etwa von der **Deutschen Adipositas-Gesellschaft (DAG)** oder der **European Association for the Study of Obesity (EASO)**, empfehlen den Einsatz medikamentöser Maßnahmen bei:

- **BMI ≥ 30 kg/m²** (Adipositas Grad I) ohne Begleiterkrankungen
- **BMI ≥ 27 kg/m²** mit mindestens einer gewichtsbedingten Komorbidität, z. B.:
    - Hypertonie
    - Typ-2-Diabetes

- Dyslipidämie
- Schlafapnoesyndrom
- Arthrose

Diese Grenzwerte gelten auch für orale Medikamente. Dabei ist zu beachten, dass ein **alleiniger BMI-Wert keine differenzierte Risikoabschätzung** ermöglicht – insbesondere die Fettverteilung (viszeral vs. subkutan) und metabolische Parameter sollten in die Entscheidung einfließen.

8.1.2 Komorbiditäten

Eine bestehende **Begleiterkrankung** erhöht den therapeutischen Handlungsdruck. Medikamente können nicht nur das Gewicht, sondern auch die Komorbidität selbst positiv beeinflussen:

- **Orlistat** senkt LDL-Cholesterin und kann in die Therapie von Dyslipidämien integriert werden
- **Naltrexon/Bupropion** verbessert emotionale Regulation und kann bei gleichzeitiger depressiver Symptomatik sinnvoll sein
- **Orales Semaglutid** (off-label) könnte bei Diabetes Typ 2 oder Insulinresistenz synergetisch wirken

Bei Spritzenangst ist es umso wichtiger, **therapeutische Kompromisse** zu finden, die trotz Einschränkungen eine relevante Besserung der Krankheitslast ermöglichen.

8.2 Dosierung und Einnahmeschemata

Orale Adipositasmedikamente unterscheiden sich stark in ihrem **Einnahmeschema, der Dosisanpassung und der Notwendigkeit einer begleitenden Diät.** Eine klare Patientenanleitung ist entscheidend für die Adhärenz.

8.2.1 Standarddosierungen

- **Orlistat**: 120 mg 3× täglich unmittelbar vor, während oder bis 1 Stunde nach einer fetthaltigen Hauptmahlzeit
- **Naltrexon/Bupropion (Mysimba®)**: Titration über 4 Wochen auf eine Erhaltungsdosis von 2 Tabletten morgens und abends (je 8 mg Naltrexon / 90 mg Bupropion pro Tablette)
- **Orales Semaglutid (off-label)**: Initialdosis 3 mg täglich, Steigerung auf 7 mg und ggf. 14 mg je nach Verträglichkeit; Einnahme **nüchtern mit**

Wasser, mindestens **30 Minuten vor dem Frühstück**

8.2.2 Titrationsmöglichkeiten

Die **schrittweise Dosissteigerung** (Titration) ist bei Naltrexon/Bupropion und oralem Semaglutid essenziell zur Reduktion der Nebenwirkungen:

- Woche 1: 1 Tablette morgens
- Woche 2: 1 morgens, 1 abends
- Woche 3: 2 morgens, 1 abends
- Woche 4: 2 morgens, 2 abends (volle Dosis)

Diese Titrationspläne sollten klar kommuniziert und in **schriftlicher Form mitgegeben** werden, um Dosierungsfehler zu vermeiden.

8.3 Monitoring und Verlaufskontrollen

Die Pharmakotherapie der Adipositas erfordert **regelmäßige ärztliche Verlaufskontrollen**, um Wirksamkeit, Nebenwirkungen und Begleitparameter zu überwachen.

8.3.1 Gewicht und Laborwerte

- **Gewicht, BMI und Taillenumfang**: mindestens monatlich, ggf. unter Zuhilfenahme von Körperfettanalyse (BIA)
- **Blutdruck und Pulsfrequenz**: insbesondere bei Naltrexon/Bupropion regelmäßig kontrollieren
- **Laborparameter**: Lipidprofil, Leberwerte, Nierenfunktion, Blutzucker (nüchtern, HbA1c), ggf. TSH

Ein **klinisch relevanter Therapieerfolg** wird in der Regel definiert als:

- **≥5 % Gewichtsverlust nach 3 Monaten** unter maximal tolerierter Dosis
- Falls dies nicht erreicht wird: Nutzen-Risiko-Abwägung und ggf. Therapieabbruch oder Umstellung

8.3.2 Nebenwirkungsüberwachung

Patient:innen sollten gezielt zu **Nebenwirkungen** befragt werden:

- Gastrointestinale Beschwerden (Orlistat)

- Psychische Veränderungen (Naltrexon/Bupropion)
- Appetitverlust oder Übelkeit (orales Semaglutid)

Dokumentation und ggf. **Dosisanpassung oder Therapiepause** sind Bestandteile der ärztlichen Sorgfaltspflicht.

8.4 Kontraindikationen

Eine **präzise Anamnese und Ausschluss potenzieller Risiken** ist unverzichtbar, bevor orale Adipositasmedikamente verschrieben werden.

8.4.1 Absolute und relative Ausschlusskriterien

Orlistat:

- Chronisch-entzündliche Darmerkrankungen
- Malabsorption
- Cholestase

Naltrexon/Bupropion:

- Epilepsie, Schlaganfall, Hirntrauma
- Essstörungen (Bulimie, Anorexie)
- Alkohol- oder Drogenmissbrauch

- Unkontrollierte Hypertonie
- Suizidalität

Orales Semaglutid (off-label):

- Familiäre Medulläres Schilddrüsenkarzinom
- Multiple endokrine Neoplasien (MEN2)
- Pankreatitis in der Anamnese

8.4.2 Arzneimittelinteraktionen

Insbesondere bei Naltrexon/Bupropion bestehen relevante **Wechselwirkungen**, z. B. mit:

- MAO-Hemmern
- SSRI oder trizyklischen Antidepressiva
- Dopaminagonisten
- Alkohol (Krampfrisiko!)
- Opioiden (Wirkverlust durch Naltrexon)

Ein Abgleich der Dauermedikation ist daher essenziell. Auch phytopharmakologische Präparate (z. B. Johanniskraut) können Interaktionen verursachen.

8.5 Off-Label-Anwendung

Da nicht alle potenziell geeigneten Medikamente **offiziell für Adipositas zugelassen** sind, kann eine sogenannte **Off-Label-Anwendung** in Erwägung gezogen werden.

8.5.1 Rechtliche Grundlagen

Off-Label-Use ist **grundsätzlich zulässig**, sofern:

- eine **wissenschaftlich fundierte Begründung** vorliegt
- keine zugelassene Therapie vergleichbarer Wirksamkeit existiert
- der Patient **ausdrücklich und dokumentiert aufgeklärt** wurde
- die Anwendung dem **aktuellen Stand der Wissenschaft** entspricht

Beispiel: Orales Semaglutid ist (Stand 2025) in der EU nur für Typ-2-Diabetes zugelassen, kann jedoch unter ärztlicher Verantwortung zur Gewichtsreduktion eingesetzt werden.

8.5.2 Dokumentationspflicht

Der/die behandelnde Ärzt:in muss:

- eine **schriftliche Nutzen-Risiko-Abwägung** durchführen
- den Patienten über mögliche **Haftungs- und Erstattungsfragen** aufklären
- die Entscheidung dokumentieren (z. B. in der Patientenakte oder via Einverständniserklärung)

Die **Erstattung durch gesetzliche Krankenkassen** ist bei Off-Label-Anwendung häufig ausgeschlossen.

8.6 Interdisziplinäre Zusammenarbeit

Die Behandlung der Adipositas ist selten eine rein ärztliche Aufgabe. Vielmehr bedarf es eines **multiprofessionellen Teams**, um nachhaltige Therapieerfolge zu erzielen – insbesondere bei komplexen Fällen oder komorbiden Patient:innen.

8.6.1 Rolle der Hausärztin/des Hausarztes

Die primärmedizinische Versorgung hat eine **Schlüsselrolle in der Koordination** der Adipositastherapie. Aufgaben umfassen:

- Indikationsstellung und Therapieeinleitung
- Monitoring von Wirksamkeit und Nebenwirkungen
- Motivierende Gesprächsführung
- Überweisungen zu Fachärzt:innen oder Therapieprogrammen

Ein besonderes Augenmerk liegt auf der **Beziehungskontinuität**, die für viele Patient:innen mit chronischer Adipositas entscheidend ist.

8.6.2 Ernährungsberatung und Psychotherapie

Ernährungsfachkräfte (z. B. Ökotropholog:innen oder Diätassistent:innen):

- Erarbeiten individuelle Ernährungspläne
- Vermitteln praktisches Alltagswissen
- Fördern langfristige Verhaltensänderung

Psychotherapeut:innen:

- Diagnostizieren Essstörungen oder emotionale Essmuster
- Behandeln Depressionen, Angststörungen, Körperbildstörungen

- Unterstützen die Adhärenz und stärken die Selbstwirksamkeit

Die **enge Abstimmung zwischen den Berufsgruppen** erhöht die Therapieeffizienz und reduziert Abbruchquoten – insbesondere bei Menschen mit Spritzenvermeidung, die oft eine intensivere psychologische Begleitung benötigen.

9 Gesundheitsökonomische und regulatorische Aspekte

9.1 Kosten-Nutzen-Bewertung

Die medikamentöse Behandlung der Adipositas ist nicht nur eine medizinische, sondern auch eine **gesundheitsökonomische Herausforderung**. Die Kosten für verschreibungspflichtige Abnehmpillen, insbesondere bei Langzeitanwendung, sind erheblich. Zugleich stehen sie einem potenziell hohen Nutzen gegenüber – nicht nur in Form individueller Gesundheitsverbesserungen, sondern auch als **präventives Instrument zur Vermeidung chronischer Folgeerkrankungen**.

9.1.1 Wirtschaftliche Evaluationen

Kosten-Nutzen-Analysen (Cost-Effectiveness-Analysen) zeigen, dass effektive Adipositastherapien, insbesondere bei Patient:innen mit Komorbiditäten, **kostenneutral oder sogar kostensparend** sein können. Denn:

- Schon **5–10 % Gewichtsverlust** senken das Risiko für Typ-2-Diabetes, Bluthochdruck, kardiovaskuläre Erkrankungen und muskuloskelettale Beschwerden signifikant.

- Jede vermiedene Komorbidität reduziert mittel- bis langfristig Ausgaben für Medikamente, Krankenhausaufenthalte und Frühberentung.

Studien zur Pharmakotherapie zeigen je nach Präparat unterschiedliche Ergebnisse:

- **Orlistat** gilt als wirtschaftlich vertretbar bei adipösen Menschen mit Dyslipidämie.
- **Naltrexon/Bupropion** weist bei ausgewählten Patient:innen mit emotionalem Essverhalten ein gutes Kosten-Nutzen-Verhältnis auf.
- **Orales Semaglutid** ist in der Diabetestherapie bereits als **kostenwirksam eingestuft**; vergleichbare Studien zur Adipositasanwendung laufen.

9.1.2 Prävention versus Intervention

Aus gesundheitsökonomischer Sicht ist Adipositasprävention (z. B. durch Aufklärung, Ernährungserziehung, Steuerpolitik) langfristig die günstigere Strategie. Dennoch ist eine **gezielte pharmakologische Intervention** in Hochrisikogruppen (z. B. Menschen mit Spritzenphobie und gleichzeitigem metabolischem Syndrom) unter Umständen **der einzige realistische Weg**, um eine Chronifizierung zu vermeiden.

Eine rein präventive Politik ohne therapeutische Optionen würde vulnerable Gruppen ausschließen – ein ethisches und soziales Problem, das auch in ökonomischen Bewertungen stärker berücksichtigt werden muss.

9.2 Erstattungsfähigkeit in Europa

Die Frage, ob ein Medikament von der Krankenkasse bezahlt wird, ist für viele Patient:innen entscheidend – insbesondere bei chronischer Anwendung. Leider ist die **Erstattung verschreibungspflichtiger Abnehmpillen** in Deutschland, Österreich und der Schweiz stark eingeschränkt.

9.2.1 GKV-Leistungen

In Deutschland gilt seit 2004 eine Regelung (§ 34 SGB V), die **Arzneimittel zur Gewichtsreduktion vom Leistungskatalog der gesetzlichen Krankenversicherung (GKV)** ausschließt – unabhängig von der medizinischen Indikation. Das bedeutet:

- **Orlistat**, **Naltrexon/Bupropion** und andere orale Medikamente müssen von den Patient:innen selbst bezahlt werden.
- Die Preise liegen je nach Präparat bei **100–250 €** **pro Monat**.

- Nur im Rahmen individueller Kostenerstattungsanträge (z. B. bei schwerer Adipositas mit Komorbiditäten) kann eine **Ausnahmeregelung** geprüft werden.

In Österreich und der Schweiz besteht eine ähnliche Situation: **Orlistat** wird in Einzelfällen übernommen, die meisten anderen Präparate jedoch nicht.

9.2.2 Private Krankenversicherung

Bei **privat versicherten Personen** ist eine Erstattung grundsätzlich eher möglich, insbesondere wenn eine medizinische Notwendigkeit durch den behandelnden Arzt oder die Ärztin dokumentiert wird. Auch hier ist jedoch eine **Einzelfallprüfung** erforderlich.

Entscheidend ist die **therapeutische Zielsetzung** (z. B. Vermeidung einer bariatrischen Operation), die in der ärztlichen Begründung nachvollziehbar dargelegt werden sollte.

9.3 Erstattungsfähigkeit in Großbritannien

In **Großbritannien (England, Wales, Schottland und Nordirland)** ist die **Erstattungsfähigkeit verschreibungspflichtiger Abnehmmedikamente** über das öffentliche Gesundheitssystem **NHS (National Health**

Service) grundsätzlich möglich, aber **an strenge Kriterien gebunden.**

9.3.1 Grundprinzip: Verschreibung über den NHS

- Medikamente zur Adipositasbehandlung können über den **NHS verschrieben und erstattet** werden, **wenn** sie vom **National Institute for Health and Care Excellence (NICE)** empfohlen wurden und bestimmte **Kriterien erfüllt** sind.
- Die Kosten werden dann **vollständig vom NHS übernommen** (für Patient:innen meist nur mit standardisiertem Rezeptbeitrag).

9.3.2 NICE-Empfehlungen und zugelassene Medikamente

Zugelassene und erstattungsfähige Medikamente (bei erfüllten Bedingungen):

Medikament	Handelsname	Zugelassen & empfohlen durch NICE	Bemerkung
Orlistat	Xenical®	Ja (seit 2001)	Erstlinientherapie bei BMI ≥ 28 (mit Komorbidität) oder ≥ 30

Medikament	Handelsname	Zugelassen & empfohlen durch NICE	Bemerkung
Liraglutid (3.0 mg)	Saxenda®	Ja (seit 2020, begrenzt)	BMI ≥ 35, Komorbiditäten, nur in spezialisierten Adipositasdiensten
Semaglutid (2.4 mg)	Wegovy®	☑ Ja (seit 2023)	NICE TA875: Erstattung im Rahmen spezialisierter Weight Management Services für BMI ≥ 35 (bzw. ≥ 30 bei ethnischen Gruppen oder Begleiterkrankungen)
Naltrexon/Bupropion	Contrave® / Mysimba®	✘ Nicht empfohlen	NICE hat Erstattung *nicht empfohlen* – unzureichende Kostenwirksamkeit

9.3.3 Voraussetzungen für die Erstattung

Die Verschreibung erfolgt in der Regel **ausschließlich über spezialisierte Weight Management Services** oder **multidisziplinäre Adipositaszentren**, nicht durch einfache Hausärzt:innen, und nur wenn:

- BMI ≥ 35 kg/m² (bzw. ≥ 30 bei bestimmten ethnischen Gruppen oder Komorbiditäten)
- vorherige Teilnahme an strukturiertem Programm (Diät, Bewegung, Verhaltenstherapie)
- dokumentiertes Therapieversagen konservativer Maßnahmen

- ärztlich überwachte Einnahme mit festgelegten Abbruchkriterien (z. B. <5 % Gewichtsverlust nach 12 Wochen)

Off-Label-Anwendungen oder Präparate ohne NICE-Empfehlung werden **nicht erstattet**, auch wenn sie in der EU oder den USA zugelassen sind.

9.3.4. Regionale Unterschiede

- In **Schottland** erfolgt die Erstattung auf Basis von Empfehlungen des **Scottish Medicines Consortium (SMC)**. Hier sind z. B. Saxenda und Wegovy ebenfalls zugelassen, aber in der Praxis regional unterschiedlich verfügbar.
- In **Wales und Nordirland** orientieren sich die Erstattungsrichtlinien in der Regel an den NICE-Empfehlungen für England.

In Großbritannien besteht also über den NHS ein **strukturierter Zugang zu Adipositasmedikamenten**, jedoch:

- **nur für eine kleine Auswahl zugelassener Medikamente** (z. B. Wegovy, Orlistat, Saxenda)
- **nur bei Erfüllung strenger klinischer Kriterien**

- nicht für Naltrexon/Bupropion (Mysimba)
  – dies bleibt Selbstzahler:innen vorbehalten

Die Verfügbarkeit hängt stark vom **lokalen Zugang zu spezialisierten Diensten** ab, was in der Praxis ein **Versorgungsengpass** sein kann.

9.4 Erstattungsfähigkeit in den USA

In den **USA** ist die **Erstattungsfähigkeit verschreibungspflichtiger Abnehmpillen** (sog. *anti-obesity medications*, AOMs) **nicht gesetzlich geregelt**, sondern **abhängig vom jeweiligen Versicherungsträger (payer)**. Die wichtigsten Informationen im Überblick:

9.4.1 Gesetzliche Krankenversicherung (Medicare, Medicaid)

Medicare (v. a. für Personen ab 65 Jahren)

- **Original Medicare (Teil A und B) deckt keine Medikamente zur Gewichtsreduktion ab**, selbst wenn sie medizinisch indiziert sind.

- Einige **Medicare Advantage-Pläne (Teil C)** bieten **zusätzliche Leistungen**, darunter manchmal **AOM-Erstattung** – abhängig vom Anbieter.

- Die US-Arzneimittelbehörde (FDA) hat mehrere AOMs zugelassen, aber Medicare **schließt diese Medikamente grundsätzlich aus**, da sie in der Kategorie *weight loss drugs* als „lifestyle medication" gelten.

Medicaid (staatlich für einkommensschwache Personen)

- Die **Deckung variiert je nach Bundesstaat**:
    - Einige Bundesstaaten **erstatten ausgewählte AOMs** (z. B. Orlistat, Naltrexon/Bupropion).
    - Andere schließen sie vollständig aus.
- Es gelten meist strenge **Kriterien** wie BMI-Schwelle, dokumentierter Therapieversuch und Nachweis eines medizinischen Nutzens.

9.4.2 Private Versicherungen (Commercial Insurance)

- Viele **Arbeitgebergestützte Versicherungen (Employer-sponsored plans)** bieten **Zugang zu AOMs**, insbesondere wenn sie über Pharmacy Benefits Managers (PBMs) verhandelt wurden.
- Die **Abdeckung variiert stark** je nach:

- Vertragspartner der Versicherung
- Nutzenpaket (Benefit design)
- Bundesstaat

• Versicherte müssen häufig **Voraussetzungen erfüllen**, z. B.:

- BMI ≥ 30 oder ≥ 27 mit Komorbidität
- vorherige Lebensstilintervention
- Zustimmung zu ärztlich begleitetem Programm

9.4.3 Veteranen- und Militärsysteme (VA, TRICARE)

• Das **Veterans Health Administration (VA)**-System bietet in vielen Fällen **Erstattung von AOMs**, insbesondere bei dokumentiertem medizinischen Bedarf.

• **TRICARE** (für Militärangehörige und Familien) bietet in Teilen **Zugang zu ausgewählten Abnehmmedikamenten**, jedoch häufig **nach Priorisierung und Prüfung** durch Militärärzt:innen.

9.4.4 Erstattete Medikamente (Stand 2025)

Typische AOMs, die **je nach Plan ganz oder teilweise erstattet werden können**:

Medikament	Handelsname	Erstattungsstatus (abhängig vom Plan)
Orlistat	Xenical®, Alli®	Häufig abgedeckt (v. a. Orlistat 120 mg Rx)
Naltrexon/Bupropion	Contrave®	Teilweise abgedeckt
Semaglutid 2.4 mg	Wegovy®	Häufig in privaten Plänen enthalten; teuer
Liraglutid 3.0 mg	Saxenda®	Teilweise abgedeckt, oft mit Prior Authorization
Tirzepatid	Zepbound™	Neue Aufnahme in PBM-Listen, teils abgedeckt

9.5 Arzneimittelzulassung

Die Regulierung von Arzneimitteln erfolgt in Europa zentral durch die **Europäische Arzneimittel-Agentur (EMA)** oder national durch Behörden wie das **Bundesinstitut für Arzneimittel und Medizinprodukte (BfArM)** in Deutschland oder die **Swissmedic** in der Schweiz. Die Zulassung verschreibungspflichtiger Abnehmpillen unterliegt strengen wissenschaftlichen, ethischen und sicherheitstechnischen Anforderungen.

9.5.1 EU-Zulassungsverfahren

Ein Medikament kann über zwei Wege zugelassen werden:

- **Zentrales Verfahren über die EMA**: für Medikamente mit innovativem Wirkmechanismus oder europaweitem Anwendungsbedarf

- **Dezentrales oder nationales Verfahren**: für etablierte Wirkstoffe mit lokaler Indikation

Für die Zulassung zur Adipositastherapie müssen Hersteller in der Regel **randomisierte kontrollierte Studien (Phase III)** mit folgenden Nachweisen vorlegen:

- Mindestens **5 % Gewichtsverlust gegenüber Placebo**

- Positive Effekte auf **metabolische Risikoparameter**

- Günstiges **Nebenwirkungsprofil**

- Daten zu **Langzeitsicherheit (mind. 12 Monate)**

Eine Besonderheit besteht darin, dass Medikamente mit **primär anderer Indikation** (z. B. Diabetes) nicht automatisch zur Gewichtsreduktion zugelassen sind – selbst wenn sie dort effektiv wirken.

9.5.2 Risikobewertung

Die Zulassung ist immer eine **Abwägung zwischen Nutzen und Risiko**. Dabei fließen neben Studienergebnissen auch folgende Aspekte ein:

- **Missbrauchs- oder Abhängigkeitspotenzial** (z. B. bei zentral wirksamen Appetitzüglern)
- **Langzeitnebenwirkungen** (z. B. auf Herz-Kreislauf-System, Leber, Psyche)
- **Verwechslungsmöglichkeiten oder Fehldosierungen**
- **Gefahr bei Überdosierung**

Deshalb wurden in der Vergangenheit einige Präparate (z. B. Rimonabant, Sibutramin) **vom Markt genommen**, obwohl sie initial zugelassen waren.

9.6 Rolle der Pharmaindustrie

Die Entwicklung und Verbreitung verschreibungspflichtiger Abnehmpillen ist maßgeblich durch die **Strategien, Interessen und Investitionen der pharmazeutischen Industrie** geprägt. Dies betrifft nicht nur Forschung und Entwicklung, sondern auch **Kommunikation, Preisgestaltung und Einfluss auf medizinisches Fachpersonal**.

9.6.1 Marktinteressen

Die Adipositas stellt mit weltweit über 650 Millionen Betroffenen einen **enormen Markt** dar. Schätzungen zufolge könnte der weltweite Umsatz mit Abnehmmedikamenten bis 2030 **über 50 Milliarden USD jährlich** erreichen. Dies führt zu:

- Intensiver **Konkurrenz um Zulassungen**
- **Marketingkampagnen**, auch im direkten Patient:innenkontakt (z. B. über soziale Medien)
- Entwicklung immer neuer Wirkstoffklassen (z. B. Polyagonisten, Peptid-Mimetika)

Diese Dynamik hat positive Seiten (Innovation, Wettbewerbsdruck), birgt aber auch Risiken wie **Überversprechen von Wirksamkeit, Preisverzerrung** und **medienwirksame Medikalisierung eines gesellschaftlichen Problems.**

9.6.2 Einfluss auf Therapiepraxis

Die Pharmaindustrie hat einen nicht zu unterschätzenden Einfluss auf die **Verschreibungspraxis** durch:

- **Fortbildungen und Fachliteratur**, teils mit Sponsoring

- **Klinische Studien** mit industriefinanzierter Durchführung

- **Vertriebspolitik**, insbesondere durch Außendienstmitarbeitende

Daher ist eine **transparente, kritisch reflektierende Haltung** von medizinischen Fachpersonen unerlässlich – insbesondere im sensiblen Feld der Adipositasbehandlung, das stark stigmatisierungsanfällig ist und in der Öffentlichkeit kontrovers diskutiert wird.

10 Ausblick und zukünftige Entwicklungen

Die Adipositastherapie befindet sich im Umbruch. Während lange Zeit konservative Maßnahmen im Vordergrund standen und medikamentöse Optionen als Ergänzung galten, zeichnen sich heute **neue pharmakologische Strategien** ab, die deutlich wirksamer, besser verträglich und vor allem **individualisierbarer** sind. Insbesondere für Menschen mit Spritzenangst ergeben sich durch technologische Innovationen neue Perspektiven – vor allem durch **oral verfügbare Wirkstoffe** mit hoher Wirksamkeit.

10.1 Trends in der Pharmakotherapie

10.1.1 Wirkstoffinnovation

Die Entwicklung neuer Wirkstoffe zur Adipositasbehandlung hat in den letzten Jahren deutlich an Fahrt aufgenommen. Im Fokus stehen dabei:

- **Neue GLP-1-Analoga** mit verlängerter Halbwertszeit und verbesserter gastrointestinaler Verträglichkeit

- **GIP/GLP-1-Dualagonisten** (z. B. Tirzepatid), die zwei Inkretin-Systeme gleichzeitig aktivieren und in Studien teilweise **>20 % Gewichtsreduktion** erreichen

- **Amylin-Analoga** (z. B. Cagrilintid), die das Sättigungsgefühl verstärken und synergistisch mit GLP-1 wirken
- **MC4R-Agonisten** (z. B. Setmelanotid), die gezielt bei genetisch bedingter Adipositas ansetzen
- **Kombinationspräparate** (z. B. Semaglutid + Cagrilintid), die mehrere physiologische Pfade gleichzeitig beeinflussen

Diese Substanzen versprechen nicht nur eine höhere Effektivität, sondern eröffnen die Möglichkeit einer **besseren individualisierten Auswahl** – auch abhängig von psychologischen, metabolischen oder sozialen Faktoren wie Spritzenvermeidung.

10.1.2 Kombinationstherapien

Ein vielversprechender Trend ist die **gezielte Kombination verschiedener Wirkstoffe**, um synergistische Effekte zu nutzen:

- **GLP-1 + GIP**: verstärkte Inkretinwirkung, bessere Insulinsensitivität, weniger Nebenwirkungen

- **Appetitzügler + Lipasehemmer**: Kombination aus zentraler Wirkung und Reduktion der Fettaufnahme

- **Metabolisch wirksame Substanzen + Antidepressiva**: bei gleichzeitigem emotionalem Essverhalten

Diese Kombinationen können gezielt auf Subgruppen wie Menschen mit Spritzenangst zugeschnitten werden, indem **oral verfügbare, niedrigschwellige Optionen** mit multifaktorieller Wirkung entwickelt werden.

10.2 Neue orale GLP-1-Analoga

10.2.1 Pharmakologische Potenziale

Die Entwicklung **oral verfügbarer GLP-1-Rezeptoragonisten** wie Semaglutid stellt einen der bedeutendsten Fortschritte der letzten Jahre dar. Traditionell galten Peptid-Wirkstoffe als ungeeignet für die orale Gabe, da sie im Verdauungstrakt abgebaut werden. Durch neuartige Trägerstoffe wie **SNAC (Sodium N-[8-(2-hydroxybenzoyl) amino] caprylate)** wurde es erstmals möglich, den Wirkstoff **über den Magenepithel** in den Kreislauf zu bringen – bei ausreichender Bioverfügbarkeit.

Die Vorteile dieser Technologie:

- **Tägliche Einnahme** anstelle von Injektionen
- **Hohe Wirksamkeit** bei gleichzeitiger Reduktion von Nebenwirkungen
- **Geringere psychologische Hemmschwellen** bei der Therapiewahl

Zukünftige Entwicklungen zielen darauf ab, die **Absorptionsrate zu verbessern**, die Einnahmebedingungen zu erleichtern (z. B. unabhängig von Mahlzeiten) und weitere Peptid-basierte Medikamente in oraler Form zu etablieren.

10.2.2 Studienlage

Zahlreiche klinische Studien untersuchen derzeit die Wirksamkeit von oralem Semaglutid zur **Gewichtsreduktion bei nicht-diabetischen Patient:innen**. Ergebnisse aus der **STEP-Studienreihe** sowie den **PIONEER-Studien** deuten auf eine **signifikante Gewichtsreduktion (bis zu 10–12 %)** hin – vergleichbar mit subkutanem Semaglutid in niedrigerer Dosis.

Die Zulassung zur Adipositasbehandlung in der EU steht (Stand 2025) noch aus, wird jedoch für die kommenden Jahre erwartet. Parallel werden **neue orale GLP-1-Formen** mit verbesserter Pharmakokinetik entwickelt – teils bereits in Phase II oder III der klinischen Entwicklung.

10.3 Digitale Tools

10.3.1 Apps zur Gewichtsregulation

Digitale Anwendungen zur Unterstützung von Gewichtsreduktion, Medikamentenadhärenz und Selbstbeobachtung werden zunehmend in die Adipositastherapie integriert. Solche Tools bieten:

- Echtzeit-Dokumentation von Mahlzeiten, Bewegung, Stimmung
- Erinnerungsfunktionen zur Medikamenteneinnahme
- Feedback-Systeme zur Motivation und Zielverfolgung
- Schnittstellen zu tragbaren Sensoren (z. B. Fitnessarmbänder)

Für Menschen mit Spritzenangst sind diese Apps besonders hilfreich, da sie:

- Die Medikamenteneinnahme **strukturieren**
- Die Verbindung zu Fachkräften **erleichtern**

- Ängste und Unsicherheiten durch **Information und Visualisierung** abbauen

Einige Programme bieten sogar **digitale Coachings** durch Psycholog:innen oder Ernährungsberater:innen – zunehmend auch im Rahmen erstattungsfähiger Digitaler Gesundheitsanwendungen (DiGA).

10.3.2 Telemedizinische Begleitung

Gerade bei Patient:innen mit Spritzenvermeidung, die medizinische Einrichtungen vermeiden oder unterversorgt sind, kann die **telemedizinische Betreuung** ein wichtiger Zugangskanal sein. Vorteile sind:

- **Barrierearme Kommunikation** via Video oder Chat
- **Regelmäßiges Monitoring** von Gewicht und Symptomen
- **Schnelle Anpassung der Medikation bei Nebenwirkungen**
- **Entlastung der Versorgungseinrichtungen**

Auch für Hausärzt:innen und Endokrinolog:innen bietet Telemedizin eine Möglichkeit, Patient:innen **engmaschig, aber effizient** zu betreuen – ein Faktor, der die Adhärenz bei oralen Medikamenten deutlich steigern kann.

10.4 Perspektiven

10.4.1 Personalisierte Adipositastherapie

Der Weg hin zu einer **individualisierten Behandlung von Adipositas** – vergleichbar mit der Onkologie oder Diabetologie – zeichnet sich immer klarer ab. Zukünftige Therapien werden:

- **Genetische und epigenetische Faktoren** berücksichtigen

- **Psychologische Profile** (z. B. Impulsivität, Angstvermeidung, Essverhalten) einbeziehen

- **Soziodemografische Gegebenheiten** (z. B. Zugang zu Bewegung, Einkommen) miteinbeziehen

- Auf Basis dieser Informationen **maßgeschneiderte Medikamente, Dosierungen und Therapiekombinationen** anbieten

Für Menschen mit Spritzenphobie bedeutet dies: Ihre individuelle Barriere wird nicht mehr als Ausnahme, sondern als **integrierter Faktor in der Therapieplanung** behandelt. Dies verbessert nicht nur die Akzeptanz, sondern auch die Effektivität der Behandlung.

10.4.2 Integration in Disease-Management-Programme

Aktuell ist Adipositas **in den meisten Ländern nicht in strukturierte Disease-Management-Programme (DMP)** eingebunden – im Gegensatz zu Diabetes oder kardiovaskulären Erkrankungen. Zukünftig wird erwartet, dass:

- **Adipositas als eigenständige chronische Erkrankung** anerkannt wird

- **Strukturierte Versorgungsprogramme mit festen Qualitätsstandards** etabliert werden

- Die **Kombination aus Lebensstilintervention, Medikament und psychosozialer Betreuung** standardisiert wird

- **Orale Medikamente als zentrale Option** für bestimmte Subgruppen, etwa Menschen mit Spritzenvermeidung, in die Programme aufgenommen werden

Damit könnte die Versorgung nicht nur **gerechter und effizienter**, sondern auch **zielgruppenorientierter** werden – ein entscheidender Schritt zur Entstigmatisierung und besseren Langzeitbetreuung adipöser Patient:innen.

11 Schlusswort

Adipositas ist weit mehr als ein medizinisches Problem – sie ist eine komplexe, vielschichtige Herausforderung, die biologische, psychologische, soziale und gesellschaftliche Dimensionen berührt. Ihre Behandlung verlangt nicht nur fachliche Expertise, sondern auch Empathie, Differenzierung und den Mut, individuelle Hürden ernst zu nehmen. Eine dieser oft unterschätzten Barrieren ist die Spritzenangst. Sie ist kein Randphänomen, sondern betrifft einen erheblichen Teil der Bevölkerung – und kann über Therapieakzeptanz oder -vermeidung entscheiden.

Dieses Buch hat die Möglichkeiten verschreibungspflichtiger oraler Abnehmpillen für Menschen mit Spritzenvermeidung in den Mittelpunkt gestellt. Es wurde bewusst interdisziplinär konzipiert, wissenschaftlich fundiert und zugleich praxisnah formuliert. Ziel war es, die vorhandenen oralen Medikamente differenziert darzustellen, ihre Wirksamkeit und Grenzen realistisch zu beleuchten, und die Perspektiven einer individualisierten Adipositastherapie auch für Betroffene mit besonderen Bedürfnissen aufzuzeigen.

Die Zukunft der Adipositasbehandlung liegt nicht in der einen perfekten Substanz, sondern im intelligenten Zusammenspiel von Wirksamkeit, Verträglichkeit, Anwendungskomfort und psychosozialer Passung. Orale

Medikamente sind dabei kein Ersatz für andere Therapieformen, aber sie sind für viele Patient:innen **der entscheidende Zugang zu wirksamer Hilfe**.

Wenn dieses Buch dazu beigetragen hat, diesen Zugang zu erleichtern – sei es durch Wissen, Reflexion oder konkrete Handlungsempfehlungen –, dann hat es sein Ziel erreicht.

12 Übersicht zugelassener oraler Abnehmmedikamente

Wirkstoff / Handelsname	Zulassung für Adipositas (EU)	Wirkmechanismus	Einnahme	Durchschnittlicher Gewichtsverlust (%)	Häufige Nebenwirkungen	Besonderheiten
Orlistat / Xenical®	Ja	Lipasehemmer (vermindert Fettresorption im Darm)	3× täglich zu fetthaltigen Mahlzeiten	3–5 %	Fettstühle, Flatulenz, Dranginkontinenz	Rezeptfrei in niedriger Dosierung (60 mg) erhältlich
Naltrexon/Bupropion / Mysimba®	Ja	Zentrale Appetitzügler (Dopamin-/Noradrenalin-Wiederaufnahmehemmung + Opioidrezeptorantagonist)	1× täglich, titrierend bis 2× täglich	5–9 %	Übelkeit, Kopfschmerzen, Schlaflosigkeit	ZNS-wirksam, nicht bei Krampfleiden oder Essstörungen anwenden
Orales Semaglutid / (Rybelsus®)*	Noch nicht (nur für Typ-2-Diabetes)	GLP-1-Rezeptoragonist (verstärkt Sättigung, verzögert	1× täglich nüchtern (mind. 30 Min. vor	10–12 %*	Übelkeit, Appetitverlust, Völlegefühl	Noch nicht für Adipositas zugelassen (Stand 2025), hohe

Wirkstoff / Handelsname	Zulassung für Adipositas (EU)	Wirkmechanismus	Einnahme	Durchschnittlicher Gewichtsverlust (%)	Häufige Nebenwirkungen	Besonderheiten
		Magenentleerung)	Frühstück)			Wirksamkeit in Studien belegt

* **Hinweis**: Orales Semaglutid ist derzeit (Stand Anfang 2025) in der EU nicht zur Behandlung von Adipositas zugelassen, sondern nur zur Behandlung von Typ-2-Diabetes. Eine Zulassung zur Gewichtsreduktion wird jedoch erwartet.

13 Literaturverzeichnis

Astrup, A., & Finer, N. (2000). Redefining Type 2 diabetes treatment: The role of weight management. *Obesity Reviews, 1*(1), 27–39. https://doi.org/10.1046/j.1467-789x.2000.00006.x

Blüher, M. (2019). Obesity: Global epidemiology and pathogenesis. *Nature Reviews Endocrinology, 15*, 288–298. https://doi.org/10.1038/s41574-019-0176-8

Bray, G. A., Ryan, D. H., & Wilding, J. P. H. (2016). Pharmacological approaches to weight management: Drugs and combinations. *Nature Reviews Endocrinology, 12*, 400–412. https://doi.org/10.1038/nrendo.2016.22

Davies, M. J., Bergenstal, R., Bode, B., Kushner, R. F., Lewin, A., Skjøth, T. V., ... & Wilding, J. P. H. (2015). Efficacy of liraglutide for weight loss among patients with type 2 diabetes: The SCALE Diabetes Randomized Clinical Trial. *JAMA, 314*(7), 687–699. https://doi.org/10.1001/jama.2015.9676

European Medicines Agency (EMA). (2023). *Assessment report: Mysimba (naltrexone/bupropion)*. https://www.ema.europa.eu

Khera, R., Murad, M. H., Chandar, A. K., Dulai, P. S., Wang, Z., Prokop, L. J., ... & Singh, S. (2016). Association of pharmacological treatments for obesity with weight loss and adverse events: A systematic review and

meta-analysis. *JAMA, 315*(22), 2424–2434.
https://doi.org/10.1001/jama.2016.7602

Pi-Sunyer, X., Astrup, A., Fujioka, K., Greenway, F., Halpern, A., Krempf, M., ... & Group, S. N. D. S. (2015). A randomized, controlled trial of 3.0 mg of liraglutide in weight management. *New England Journal of Medicine, 373*(1), 11–22.
https://doi.org/10.1056/NEJMoa1411892

Rubino, D., Abrahamsson, N., Davies, M., Hesse, D., Greenway, F. L., Jensen, C., ... & Lingvay, I. (2021). Effect of continued weekly subcutaneous semaglutide vs placebo on weight loss maintenance in adults with overweight or obesity. *JAMA, 325*(14), 1414–1425.
https://doi.org/10.1001/jama.2021.3224

Wilding, J. P. H., Batterham, R. L., Calanna, S., Davies, M., Van Gaal, L. F., Lingvay, I., ... & Kushner, R. F. (2021). Once-weekly semaglutide in adults with overweight or obesity. *New England Journal of Medicine, 384*(11), 989–1002.
https://doi.org/10.1056/NEJMoa2032183

Wright, S. M., & Aronne, L. J. (2012). Causes of obesity. *Abdominal Imaging, 37*(5), 730–732.
https://doi.org/10.1007/s00261-012-9862-x

14 Stichwortverzeichnis

Adhärenz – 4.3, 7.4, 8.3
Adipositas – 2, 3, 10
Adipositastherapie – 1.2, 3, 6, 10
Amfepramon – 6.3.3
Anwendungsfreundlichkeit – 7.3
Appetitzügler – 5.1.2, 6.2
Autonomie – 4.6.1
Bariatrische Chirurgie – 3.3
Belohnungssystem – 2.3.1, 6.2
BMI – 2.1, 8.1
Bupropion – 5.1.2, 6.2
Cagrilintid – 10.1.1
Disease-Management-Programme – 10.4.2
Dosierung – 8.2
Dyslipidämie – 2.5.2, 6.1.2, 8.1.2
Emotionale Essmuster – 2.4.1, 6.2.4
Epilepsie – 6.2.2, 8.4.1
Ernährungsberatung – 3.1.1, 8.6.2
Erstattungsfähigkeit – 9.2
Essstörungen – 4.2.2, 6.2.2, 8.4.1
European Medicines Agency (EMA) – 5.4, 9.3
Fettstoffwechsel – 2.3.3
GLP-1-Analoga – 5.1.3, 6.3.1, 10.2
Hypertonie – 2.5.2, 6.2.2, 8.1.2
Indikation – 8.1
Inkretine – 2.3.1, 10.1.2

Interdisziplinäre Versorgung – 8.6
Kombinationstherapien – 3.4, 10.1.2
Kontraindikationen – 6.1.3, 6.2.2, 8.4
Körperbild – 2.4.3, 7.5
Krankenkasse – 9.2
Langzeiteffekte – 6.1.4, 7.1.2
Leptin – 2.3.1
Lipasehemmer – 5.1.1, 6.1
Medikamentenadhärenz – 4, 7.4
Metabolisches Syndrom – 2.5, 8.1.2
Mysimba® – 5, 6.2
Needle Phobia – 4.1
Naltrexon – 5.1.2, 6.2
Nebenwirkungen – 6.1.3, 6.2.3, 7.2
Off-Label-Use – 6.3.1, 8.5
Orlistat – 5.1.1, 6.1
Patientenzufriedenheit – 7.4.1
Persistenz – 7.4
Pharmakodynamik – 5.2
Pharmaindustrie – 9.4
POMC-System – 6.2.1
Psychotherapie – 4.5.1, 8.6.2
Rezeptpflicht – 5.5
Semaglutid – 6.3.1, 10.2
Spritzenangst – 1.1, 4, 7, 10
Stigmatisierung – 2.4.3, 7.5.1, 10.4.2
Telemedizin – 10.3.2

Trypanophobie – 4.1
Übergewicht – 2.1, 2.2
Verhaltensintervention – 3.1.3
Verlaufskontrolle – 8.3
Vitamine (fettlöslich) – 6.1.3
Wirkstoffklassen – 5.1
Zulassung – 5.4, 9.3

***